AF544617

Spagyrik nach Dr. C. F. Zimpel

Gerald Bauer

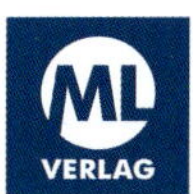

Wichtiger Hinweis: Der Autor hat große Sorgfalt auf die (therapeutischen) Angaben, insbesondere Dosierungen, Indikationen und Warnhinweise, verwendet. Dennoch entbindet dies den Anwender dieses Werkes nicht von der eigenen Verantwortung. Die in diesem Buch enthaltenen Ratschläge können und sollen keine fachliche Beratung durch Arzt oder Heilpraktiker ersetzen. Weder der Autor noch der Verlag können für eventuelle Nachteile und Schäden eine Haftung übernehmen, die aus den im Buch gemachten Hinweisen und Rezepturen resultieren.

Aus Gründen der besseren Lesbarkeit wird auf eine geschlechtsspezifische Differenzierung verzichtet. Entsprechende Begriffe gelten im Sinne der Gleichbehandlung grundsätzlich für alle Geschlechter. Die verkürzte Sprachform beinhaltet keine Wertung.

2. Auflage 2021

Druck: Generál Nyomda Kft., H-6727 Szeged

Titelbild: © FomaA – Fotolia.com

www.ml-buchverlag.de

ISBN (Buch): 978-3-96474-479-1
ISBN (E-Book): 978-3-96474-480-7

Inhalt

Anhang

Vorwort

Spagyrik ist eine spannende Erkenntnis! Eine Herausforderung. Ein Anders-Denken.
Keine abgeschlossene, sondern eine sich ständig weiterentwickelnde Erkenntnis. Es existiert keine einheitliche Interpretation und Herstellung.

Spagyrik ist ein pflanzlicher Veredelungsprozess. Sie ist eine alte, traditionelle Disziplin der Medizin und arbeitet mit feinstofflichen Arzneigaben. Die Spagyrik arbeitet nicht nach den heute gebräuchlichen Ansichten und Denkweisen der Schulmedizin, sondern benutzt ein eigenes Philosophie- und Naturverständnis, das geprägt ist aus der Hochkultur der Ägypter und Vorderasiens. Ein für uns erstaunliches Wissen ohne Computer oder anderem technischen Geräten. Das erstaunliche an dieser Leistung ist, dass die heutige Quantenphysik die theoretischen Ansätze der alten Lehre wissenschaftlich anerkennt. Dieses Festhalten an einer unverstandenen Theorie und das beharrliche Weitertragen der Informationen, auch gegen die allgemeine Lehre, fängt heute an, wieder Früchte zu tragen. Spagyrik ist heute eine zarte Pflanze, aber mit starken Wurzeln, die behutsam gepflegt wird und die zur neuen Pracht auferstehen wird.

Die Spagyrik ist seit Jahrhunderten die große Kunst der „alten großen Gelehrten", die richtigen Arzneimittel für den erkrankten Menschen herzustellen. Die größten Repräsentanten der früheren Kulturen waren auch die größten Heilkundigen. Sie waren Priester und Arzt in einer Person. Sie stützt ihr Wissen auf Überlieferung, Erfahrung und persönliche Weiterbildung. Dies veränderte sich dann im Laufe der Geschichte. Heute ist es eher eine mechanistische Medizin, die Körper, Geist und Emotionen trennt. Glauben und Seele spielen hierbei keine Rolle, weil sie sich nach schulmedizinischen Maßstäben nicht beweisen lassen. Allerdings hat die Quantenphysik mittlerweile neue Erkenntnisse geschaffen, dass Merkur, Sulfur und Sal doch eine Einheit darstellen. Dies verhilft auch der Spagyrik zu neuer Blüte.

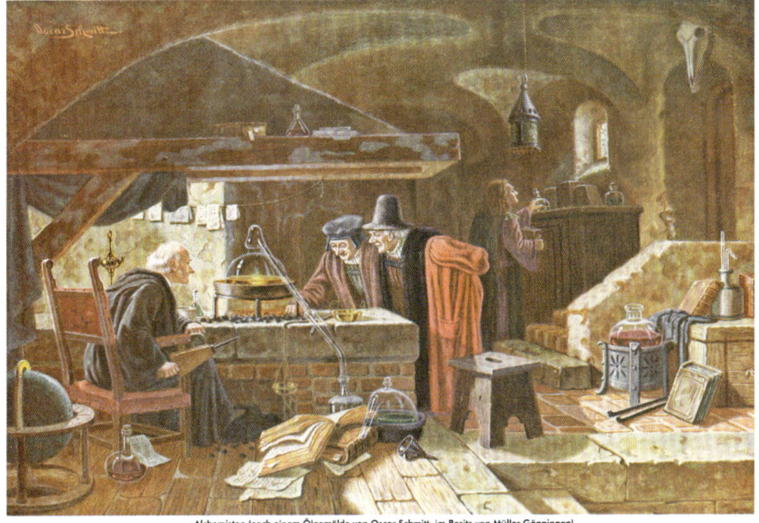

Alchemisten (nach einem Ölgemälde von Oscar Schmitt, im Besitz von Müller Göppingen)

Spagyrik ist eine perfekte Arzneimittelherstellung, in der aus der Pflanze die drei Wirkaspekte Merkur – Sulfur – Sal zur Verfügung gestellt werden. Vereinfacht gesagt: Körper, Geist und Seele werden gleichzeitig mit einer spagyrischen Essenz im Menschen angesprochen.

Für Therapeuten, die ein eher mechanisches Bild vom Funktionieren des Körpers haben, ist das natürlich Unfug. Sagte doch schon um 1900 der große Pathologe Rudolph Virchow: „Ich habe tausende Leichen seziert und nirgends eine Seele gefunden, also gibt es sie auch nicht." (Richard David Precht: „Wer bin ich – und wenn ja, wie viele." Diese Ansicht teilen die Vertreter der mechanischen Weltanschauung auch heute noch. Für die gilt: Es ist nur Wirklichkeit, was reproduzierbar und messbar ist!

In der Medizin wurden dann Rezeptormodelle entwickelt, an denen sich zeigen lässt, dass das Medikament dort (z. B. Neurotransmitter –/Rezeptormodell der Angststörung) andockt und eine Reaktion auslöst. Jeder Mensch ist für sie gleich aufgebaut und organisiert. Also sollen alle Menschen auf gleiche Art und Weise reagieren. Bei einer rein physischen Betrachtung nach Anzahl der Körperteile eines Menschen (zwei Augen, Nase, Mund) trifft diese Aussage zu. Jedoch gibt es keine zwei identischen Exemplare von Menschen auf dieser Welt! Warum macht die Natur uns so einzigartig? Diese Fragen beschäftigte die Gelehrten aller Kulturepochen und sie suchten nach der Antwort. Es wurden die besten Forscher in die Welt geschickt, um diese Frage und den Sinn des Lebens zu erforschen. Viele haben diesen Weg angetreten, doch ist noch keiner mit der „anerkannten Wahrheit" zurückgekommen. Die alten Weisen z. B. Hermetiker, Philosophen, Priester haben Wege gezeigt, wie die Welt funktionieren könnte. Ohne technische Hilfsmittel wie Computer etc. haben sie Bauwerke wie die ägyptischen Pyramiden erbaut, Heilungen erreicht, die für uns unvorstellbar sind. Viele dieser Wissenschaftler sind der Ansicht, dass es eine höhere Ordnung im Weltall gibt. Dies spiegelt sich in den Lehren des Paracelsus, Glauber, den Theosophen und Spagyriker wieder. Spätestens seit C. G. Jung ist medizinisch anerkannt, dass die Psyche eine entscheidende Rolle bei der Funktion unseres Körpers spielt, dass Hormone dadurch gesteuert werden. Neue Forschungen bestätigen einen wesentlichen Einfluss des Bauchhirns auf unser Verhalten (Buch: Darm mit Charme). Die Quantenphysik bestätigt, dass unser Bewusstsein die Materie lenkt und steuert. Doch dieses Wissen wird im Praxisalltag nicht genutzt.

Die Spagyrik bietet ein gut funktionierendes Gedankengerüst, das den Einfluss der Psyche auf den Körper berücksichtigt. Damit ermöglicht dieses System ein besseres und vor allem ganzheitliches Verständnis bei der Behandlung und Therapie von Patienten, besonders dort, wo die einfachen und mechanischen Lösungen bisher versagt haben.

Um mit der Spagyrik erfolgreich arbeiten zu können, muss der Therapeut nicht zwangsläufig die Philosophie der Hermetik verstanden haben. Allerdings können diese Ansichten in Kombination mit den Erkenntnissen aus der Quantenphysik für eine nachvollziehbare Erklärung über die Wirkweise der Spagyrik dienen.

„Die Krankheiten befallen uns nicht aus heiterem Himmel,
sondern entwickeln sich auf täglichen kleinen Sünden wider die Natur.
Wenn diese sich gehäuft haben, brechen sie scheinbar auf einmal hervor."
Hippokrates, 5. Jhd. v. Chr.

Gerade für die Vielzahl an Erkrankungserscheinungen ist die Spagyrik universell einsetzbar. Die spagyrischen Essenzen können für körperliche Symptome ausgewählt werden, sodass die Mischung zunächst die emotionale Stimmung verbessert. Der umgekehrte Weg ist jedoch genauso möglich.

Unterschiedliche Behandler, deren Wissen hauptsächlich aus der Phytotherapie, der Homöopathie, der Schüßler-Salze oder auch der Bachblütentherapie stammen, wählen ganz andere Erklärungen für die Auswahl der Essenzen und doch haben sie alle positive Erfahrungen. Es ist nicht entscheidend, dass die Spagyrik voll und ganz verstanden wird, sondern man eher ein Gespür für Patienten entwickelt. Die Essenzen wirken einfach breit und zuverlässig.

In meiner Praxis verwende ich sehr häufig die Spagyrik nach Dr. Zimpel, ob zur Stressreduzierung, zur Wundheilung oder zur Nachbehandlung nach manueller Therapie. Gerade um erarbeitete Ergebnisse aus Therapiesitzungen zu festigen, bieten sich die Emotionsmischungen nach Dr. Zimpel als eine sehr gute Basis an.

Beispiel aus der Praxis

Haben Sie schon mal Ihre Patienten beobachtet, wenn sie aus Ihrer Praxis gehen? Sie haben wichtige Themen mit ihnen bearbeitet und was machen diese? Sie greifen zum Telefon und sind schon wieder im Alltag! Gerade für diese Situationen finde ich die Emotionsmischungen wie geschaffen. Hier können Sie durch die individuelle Auswahl der Essenzen das erarbeitete Ergebnis verankern.

Vorwort zur 2. Auflage

Meistens kommt es anders als man denkt. Kaum war dieses Buch ein halbes Jahr auf dem Markt, erhielt ich im April 2015 die Hiobsbotschaft, dass die Firma Staufen-Pharma zum Ende des Jahres ihren Betrieb einstellen würde. Jetzt wo die Spagyrik nach Zimpel sich am Markt etablierte, verabschiedete sich der Originalhersteller nach Dr. Zimpel vom Markt.

Ich wollte unbedingt das Spagyro-System erhalten und sicherte mir zuerst die Namensrechte an der Marke Spagyro und dann begannen meine Überlegungen wie es weitergehen sollte, wer die Herstellung übernehmen könnte und dass alles innerhalb eines halben Jahres. Nach vielen schlaflosen Nächten und vielem Hin und Her konnte ich einen langjährigen Wegbegleiter für die Herstellung der Essenzen nach Zimpel gewinnen. Herr Dr. Ekkehard Titel, Inhaber der Firma Phoenix Laboratorium GmbH, der auch bereits die spagyrischen Schüßler-Salze und die Spagyrik nach C. J. Glückselig die ihrer Firmenphilosophie entspricht, herstellt. Während die neue Destillationsanlage konzipiert und gebaut wurde, konnten wir die Restbestände an Essenzen von Staufen-Pharma übernehmen und verkaufen. Es wurde schnell klar, dass die neue Destille ein eigenes Produktionsgebäude benötigt. Herr Dr. Titel zögerte nicht lange und so wurde ein neues Gebäude auf dem Firmengelände errichtet, was zwar den Start erheblich verzögerte, aber im August 2018 war es dann soweit. Die Produktion konnte endlich beginnen. Die erste Essenz die hergestellt wurde war *Punica Granatum*. Ich möchte mich an dieser Stelle bei allen Apotheken bedanken, die dem Spagyro-System die Treue hielten und so das Überleben sicherten. Auch ohne die Hilfe meiner Töchter Andrea und Katrin hätte ich vieles nicht geschafft. Mein ausdrücklicher Dank gilt natürlich Herrn Dr. Ekkehard Titel und seiner Frau Monika. Ohne euch würde es keine zweite Auflage dieses Buches geben und die Spagyrik in Deutschland wäre um einiges ärmer.

Sie werden sehen, es hat sich einiges getan in Bezug auf die Essenzen und Rezepturen im Vergleich zur ersten Auflage – nicht aber an der guten Wirkung. Hier geht ein großer Dank auch an den Verlag und deren Mitarbeiter, ohne deren Unterstützung dieses Buch nicht möglich wäre.

Liebe Leser, ich hoffe, ich kann Sie mit diesem Buch inspirieren und motivieren mehr in ihre eigene Gesundheit zu investieren. Lassen Sie sich von der Wirkung der Spagyrik auf Körper, Geist und Seele überzeugen. Wer mit Spagyrik arbeitet weiß, dass viele Patienten nur durch die Gabe der Spagyrik Heilung erfahren durften.

„Die Gesundheit ist zwar nicht alles,
aber ohne Gesundheit ist alles nichts."
Arthur Schopenhauers

Einleitung

Einführung in Spagyrik

Name Spagyrik

Woher kommt der Name? Der Wortstamm stammt aus dem Griechischen und setzt sich aus „span" = trennen, sichten, scheiden und „agerein" = binden, vereinigen, zusammenfügen zusammen. Es gibt auch noch die Übersetzung „spao" = ich trenne, zerlege bis auf den Grund, ich gehe den Ursachen nach, ich ergründe die wesentlichen Faktoren, mache eine tiefschürfende Analyse und „ageiro"= ich verbinde wieder, ich füge zusammen, ich baue auf, schaffe eine Synthese.

Hauptsächlich prägte den Namen Paracelsus. Er nannte seine Arzneimittel Zubereitung, die aus wesentlichen Schritten aus der Alchemie stammen, Spagyrik. Das Prinzip der Spagyrikherstellung ist aber ein noch wesentlich älteres Prinzip. Schon im alten Ägypten und im alten Ayurveda wurde das Trennen, Sichten, Scheiden und Wiedervereinigen benutzt, um höherwertige Endprodukte zu erhalten. Überlegen wir uns, was macht diese aufwendige Aufbereitung für einen Sinn? Warum verwendet man die Pflanzen nicht so, wie sie gefunden werden? Paracelsus beschrieb es so, das Gift muss vom Balsam (Heilenergie) getrennt werden, denn nur das Balsam trägt die Information zur Genesung.

Geschichte

Das heutige Verständnis der Spagyrik deckt sich sicherlich nicht mit dem der alten Ägypter oder Griechen. Jede Zeit erklärt die Spagyrik auf ihre eigene Art und Ausdrucksform. Ein durchgehender Gedanke ist die hermetische Philosophie. Die Lehren des Hermes Trismegistos (Der dreifache Meister) gelten als Ursprung der ganzen Entwicklung. Er wurde auch als Gott Thodt bezeichnet, genauer lässt sich diese sagenumwobene Gestalt nicht definieren. Sie gilt als Gründer der alchemistischen Idee und Verwandlungskunst. Nicht Alchemie wie wir sie heute verstehen (Goldmacherei) sondern das Erkennen, dass Alles in Allem verbunden ist. Dass Alles nur Schwingung ist. Diese Aussagen sind 5000 Jahre alt, natürlich immer belächelt, bis Albert Einstein, Max Plank, Werner Heisenberg und viele weitere die neue Physik erstellten: die Quantenphysik! Diese fing an, die alten Aussagen von den „primitiven Kulturen" zu bestätigen. Woher haben sie dieses Wissen gehabt? Wie stießen sie auf diese Zusammenhänge? Vor 5000 Jahren waren die Menschen noch anders entwickelt und achteten noch auf ganz andere Dinge als es heute üblich ist. Sie hatten kein ausgeprägtes Selbstbewusstsein, dafür jedoch ein Gespür für die Natur und deren Zusammenhänge. Mediation, Aktivierung des Dritten Auges (Zirbeldrüse) waren Teil des Alltags. Praktische Erfahrungen und Handlungen, nicht vergeistigte Ideen waren an der Tagesordnung. Die Mediziner waren Priester, Vermittler zwischen dem Höheren und dem Unterem, ihre Schulungen waren nicht nur intellektuell (wie heute) sondern eine ganzheitliche Lebenslehre. Von klein an wurde geübt, trainiert, meditiert, Bewusstsein gefördert usw. bis der Priester zum großen erfahrenen Meister wurde. Es war eine harte und ganzheitliche Schulung bis zu einem Inneren Schauen der Zusammenhänge.

Die Sieben Lehrsätze

zitiert nach „Kybalion"

Das All ist Geist, das Universum ist geistig.
Allem Existierenden liegt eine geistige Kraft zu Grunde.

Wie oben so unten, wie unten so oben.
Wie im Großen, so im Kleinen;
Wie im Kleinen, so im Großen.

Nichts ist in Ruhe, alles bewegt sich,
alles ist in Schwingung.

Alles hat sein Paar von Gegensätzlichkeiten;
Gegensätze sind identisch in ihrer Wesensart,
nur verschieden im Grad; Extreme berühren sich;
alle Wahrheiten sind nur halbe Wahrheiten.

Alles fließt aus und ein, alles hat seine Gezeiten.
Alle Dinge steigen und fallen,
das Schwingen des Pendels zeigt sich in allem,
das Maß des Schwungs nach rechts
ist das Maß des Schwungs nach links.

Jede Ursache hat ihre Wirkung,
jede Wirkung ihre Ursache; alles geschieht gesetzmäßig.
Zufall ist nur ein Name für ein unbekanntes Gesetz.

Geschlecht ist in allem,
alles hat männliche und weibliche Prinzipien,
Geschlecht offenbart sich in allen Ebenen.

Die ägyptische Gottheit Thodt

„Die in Raum und Zeit ausgedehnte Welt existiert nur in unserer Vorstellung.
Dass sie außerdem noch etwas anderes sei, dafür bietet jedenfalls die Erfahrung
– wie schon Berkeley wusste – keinen Anhaltspunkt".
Erwin Schrödinger, Physik-Nobelpreis 1933

Die nächste Kulturepoche prägten die Griechen. Hier seien als Vertreter Pythagoras, Archimedes, Plato und Aristoteles genannt.

In der Zeit von 650 bis 300 v. Chr. machten sich die griechischen Philosophen Gedanken über den Aufbau der Materie. Sie entwickelten ihre eigenen Modelle. Demokrit behauptet, dass die Welt aus unsichtbaren, kleinsten Teilchen aufgebaut sei, die nicht mehr weiter zu teilen sind – den Atomen (a = Verneinung / tomos = trennbar). Erde, Feuer, Luft und Wasser waren die Bausteine für Empedokles. Platon stellte die vier Elemente in geometrische Körper da, die durch Änderung der Atome ineinander übergehen können. Für Aristoteles stellt sich dies etwas anders dar, die vier Elemente sind aus einer Form entstanden, nur unterschieden im Grade ihrer Entwicklung. Er stellte auch den Äther als fünftes Element dazu. Danach wurden diesen Elementen Eigenschaften gegeben (warm, kalt, feucht etc.).

Die Astrologie übernahm die vier Elementen-Lehre und ordnete sie ihren Sternzeichen zu. So entwickelte sich langsam ein praktisch – philosophisches Wissen, das auch missbraucht wurde, um schnellen Gewinn zu erzielen. Das Geheimnis wurde weitergegeben und weiter entwickelt, manche betrachteten dies mit großer Ehrfurcht vor dem „höchsten Schöpfer", andere benutzten dieses Wissen zur Machtausübung. So entwickelte sich auch immer öfter der Drang, sein eigenes Ego mit diesem Wissen und deren Anwendung zu befriedigen.

Die Materia prima war die reine Ursubstanz, aus der alles nach Aristoteles aufgebaut war, dies war die Grundlage der alchemistischen Transmutations-Idee, unedle Metalle in Gold zu verwandeln. In der griechischen Naturphilosophie konnten Elemente nicht einfach ineinander vermischt werden, dazu brauchte es den „Geist, oder Spirit", das Gebet, die Energie am Himmel musste zur Transmutations-Energie auf der Erde passen, nur so und mit „Gottes Wille" konnte ein neuer Stoff entstehen. (Heute wissen wir, dass es zu jeder Veränderung der Materie des gebenden oder beobachtenden Geistes bedarf, Warnke 2013). So entwickelten sich die verschiedensten Richtungen der Alchemie der alten Weisen zu einen teilweise heillosem Durcheinander.

Paracelsus und die Geburt der Spagyrik

Philippus Theophrastus Aureolus Bombastus von Hohenheim – Paracelsus – (geb. Nov 1493 in Einsiedeln) stammt aus dem Geschlecht derer von Hohenheim, aus der Nähe von Stuttgart. Sein Vater Wilhelm Bombast war Arzt und Naturgelehrter und Hüttenchemiker, seine Mutter starb bei seiner Geburt. Seine Kindheit war durch Armut geprägt, doch reich an Wissen und Naturverbundenheit, die ihn sein Vater lehrte. 1502 siedelten sie nach Kärnten, sein Vater wurde Stadtarzt und machte viele Erfahrungen mit den dort reichlich vorhandenen, Mineralschätzen. Theophrastus wurde von Mönchen humanistisch erzogen, bis er reif für den Universitätsbesuch war. Mit großem Fleiß und gewissenhaft absolvierte er sein Medizinstudium, lernte bei vielen verschiedenen Berühmtheiten (in Würzburg, Montpellier bei Paris, Ferrara), war aber von deren Ausbildung nicht sehr angetan, er kritisierte die reine theoretische Lehre, die für ihn mit der Praxis nichts zu tun hatte und baute so sein eigenes System auf. Er sagt von sich selbst, er habe die Bücher der alten Skribenten mit viel Fleiß und Mühe durchgelesen und getreulich befolgt, aber er sei mit großen Schanden abgezogen, „denn die Natur ist die Liberey medicinae und die Augen, die in der Erfahrenheit ihre Lust haben, seindt deine Professores". Von seinem Vater übernahm er die vielen praktischen Bearbeitungen der Mineralien und Pflanzen, beschäftigte sich seit seiner Jugend mit Alchemie, Astrologie und mit Theologie und natürlich auch mit Philosophie. Da er sehr praxisorientiert war, lernte er auf seiner Wanderschaft durch viele europäische Länder die verschiedenen Anwendungen von Heilkräutern der Bauern, Henker, Bader, Kräuterfrauen und vielen Gleichgesinnten. Sein gesammeltes Wissen setzte er als Wanderarzt ein und so wurden seine überaus großen Heilerfolge überall bekannt. Er gilt als der Begründer der Iatrochemie (konsequente Anwendung labortechnischer hergestellter Arzneimittel), sein Verdienst war die richtige Aufbereitung von gefährlichen Ausgangsstoffen zu außerordentlich großen Heilmittel. „Alle Dinge sind ein Gift und nichts ist ohne Gift, nur die Dosis bewirkt, dass ein Ding kein Gift ist" (Paracelsus: I/477). Er nannte seine erfolgreiche Arzneimittelherstellung nicht mehr Alchemie, sondern Spagyrik. Durch Paracelsus wurde der Begriff nun bekannt und alle späteren Nachfolger verwendeten für ihre spezielle Arzneiherstellung den Begriff Spagyrik. Er lehrte nun die Kunst, auch giftige Natursubstanzen in aktive ungiftige Formen umzuwandeln, damit die Therapie sicher und vielfältiger wurde. Ein Beispiel vom Arsenik: „(...). Glühe ihn mit sale nitri (Salpeter), dann ist er kein Gift mehr. (...). Ich scheide das, was nicht ein Arcanum ist, von dem, was ein Arcanum ist, und ich gebe die richtige Dosis vom Arcanum" (Paracelsus: I/479). Er war dadurch der Begründer einer neuen Pharmazie, die aber nur in einem philosophischen Zusammenhang von der richtigen Anwendung der Prinzipien von Merkur - Sulfur und Sal her umgesetzt und angewandt werden konnte.

„Wohin die Fußstapfen des Meisters fallen,
da öffnen sich die Ohren derjenigen weit,
die bereit sind für seine Lehren!" so sagten die Hermetiker

Sie sagten aber auch:
„Wenn die Ohren des Schülers bereit sind,
zu hören, dann kommen die Lippen,
sie mit Weisheit zu füllen."

„Denn lernen und nit tun das ist klein,
lernen und tun, das ist groß und ganz."
Paracelsus

Der Alchemistische Wandlungsweg

Die Spagyrik ist nicht nachvollziehbar ohne ein Verständnis für Paracelsus' Auffassung von Alchemie. Diese wird von neuzeitlichen Forschern oft als Geheimwissenschaft bezeichnet und missverstanden. Die Esoterik bezeichnet die Geheimwissenschaft als ein Wissen, das einzig und allein durch die aus geistig-seelischer Schulung heraus erlangte übersinnliche Erkenntnis erreichbar ist. Geheimwissen ist ein Wissen, zu dem jedes Individuum nur gemäß seiner eigenen Seelenanlage und geistigen Bereitschaft gelangen kann. Im Sinne des „Erkenne dich selbst!" bedeutet Geheimwissenschaft die Entdeckung des Makrokosmos im Mikrokosmos oder in den Worten des Paracelsus: „Im Gestirn der kleinen Welt (Individuum) das Gestirn der großen Welt (Astrologie) zu entdecken." Leonardo da Vinci fasste es mit dem Satz zusammen „Der Mensch ist das Modell der Welt." Wer diese Entsprechungen zwischen oben und unten, innen und außen, wahrzunehmen gelernt hat, ist Geheimwissenschaftler. Weil aber diese Entsprechungen letztlich nur als Ergebnis einer individuellen inneren Entwicklung vom einzelnen Menschen gespürt und erkannt werden können, haben die alten Alchemisten keine Schriften verfasst, die dem Suchenden theoretische Einsichten oder praktische Anweisungen vermitteln. Für den eigenen alchemistischen Weg, den Weg der inneren Entwicklung und Läuterung, kann sich jeder Mensch zwar Unterstützung holen – gehen und entdecken muss er ihn jedoch allein.

Prozesse der „inneren Alchemie", wie sie von Philosophen, Alchemisten und Mystikern des Mittelalters beschrieben werden, leben heute – im Gewand eines neuen Vokabulars – in zahlreichen Formen der Psychotherapie fort. Das Durchleben und Durcharbeiten von Konflikten im psychotherapeutischen Prozess ist letztlich ein alchemistischer Vorgang. Die Entwicklung eines Menschen geht in erster Linie dann voran, wenn er sich seinen Ängsten stellt, und nicht, wenn er ihnen ausweicht. In der Auseinandersetzung mit den eigenen, verdrängten Schatten, der „dunklen Nacht der Seele" als einem Prozess psychischer Putrefaktion, geschieht Läuterung, Befreiung und Weiterentwicklung.

Da Paracelsus seiner Zeit weit voraus war und seine Vorstellungen von der „richtigen" medizinischen Behandlung sich so weit von der damaligen Form absetzte, wurde er allgemein eher als Nestbeschmutzer als ein Reformator angenommen, so setzte sich auch seine Art von Medizin nicht durch.

Mehr als 250 Jahre später fasste Johann Glauber (1604–1670), Apotheker und Chemiker, das Wissen von Paracelsus zusammen und brachte seine „Ars Spagyrica" heraus. Dieses erste ausführliche Lehrbuch diente den meisten Nachfolgern in der Spagyrik als ein Basiswerk.

„Die Lehre der Quantenphysik ist, dass Materie eine konkrete, gut abgegrenzte Existenz allein in Verbindung mit dem Geist erlangen kann"
Paul Davies, Physiker

„Die Trennung der beiden – Materie und Geist – ist eine Abstraktion. Die Grundlage ist stets eine Einheit."
David Bohm, Quantenphysiker

Die Lehre des Paracelsus

Die vier Säulen der Heilkunst nach Paracelsus
Das Zusammenwirken der nachfolgenden vier Säulen bringt nach Paracelsus die Erkenntnis und die Therapie. Dieses Zusammenspiel der unterschiedlichen heutigen „Wissenschaften" ist die Aufforderung von Paracelsus für die moderne Behandlung am Menschen.

Astronomia – Luft und Feuer/Sulfur
D. h. die richtige Erkenntnis des Ganges der „Gestirne" im Menschen selbst sowie der Einflüsse, die von außen kommen. Demnach muss die Kenntnis Kräfte vorliegen, welche seinen innerlichen Organen die Fähigkeit verleihen, ihre Funktion zu verrichten. Diese Kräfte waren nicht materiell. Dies unterscheidet sich deutlich von der Astrologie und Astronomie heutiger Zeit.

Alchimia – Quinetessenz / Mercurius
D. h. die richtige Erkenntnis des Ineinanderwirkens der im Menschen wirkenden Kräfte und der Gesetze, welche dieselben beherrschen, genauso wie deren richtigen Anwendung zur Spagyrik-Herstellung.

Philosophia – Erde und Wasser / Salz
D. h die wahre Erkenntnis des Wesens des Menschen in Bezug auf Geist, Seele und Körper und seiner Stellung in der Natur sowie seiner Beziehungen zu der ihn umgebenden Außenwelt mit all ihren geistigen und materiellen Kräften. Ohne einer Vorstellung von Lebensprozessen und -gesetze wird der Therapeut nur Symptome behandeln aber nicht den individuellen Menschen.

Tugend – Virtus / Sie trägt die anderen drei Säulen
D. h. die Tauglichkeit des Arztes selbst. Dies umfasst nicht nur ein Verständnis von Kunstgriffen zur Umsetzung von theoretischem Wissen, sondern, dass er selber die jenigen Kräfte erwirbt, besitzt und ausbildet, welche er anwenden soll. Hier geht es nicht um das EGO des Therapeuten, sondern nur um den Menschen.

„Nicht der Meister soll sein Werk loben, sondern das Werk den Meister"
„So wissen, dass zweierlei Arzt sind: Ein, die des Seckels acht haben, die Ander, der Kranken Nuz."
Paracelsus

Für Paracelsus war es immer wichtig, Gelerntes anzuwenden, und nicht, wie viele Gelehrte, Wissen anzuhäufen und nicht weiterzugeben. Dies führte zu vielen Problemen mit seinen Kollegen.

„Denn lernen und nit tun das ist klein,
lernen und tun, das ist groß und ganz."
Paracelsus

Alchemie und Philosophie
Hier kommt die erste wichtige Regel des Paracelsus für die Therapie zum Zug.

„Sind die drei Prinzipien vollkommen miteinander verbunden, so steht es um die Gesundheit gut. Wenn sie aber zerfallen, sich zertrennen und sondern, wenn die eine fehlt, die andere brennt und die dritte sonst irgendeinen Weg geht, so sind das die Anfänge der Krankheiten"
Paracelsus: I/70

Von Paracelsus bis Glauber

Um Theophrastus von Hohenheim besser zu verstehen, muss man sich die Zeitperiode vorstellen, in der er lebte. Sie war geprägt von außergewöhnlichen Persönlichkeiten: Martin Luther (1483 bis 1546), Christoph Columbus (1451 bis 1506), Desiderius Erasmus von Rotterdam (1465 bis 1536), Leonardo da Vinci (1452 bis 1519)

In dieser Zeit war vieles in Bewegung gekommen, so entstand auch die Buchdruckkunst. Eines der ersten Bücher der Medizin, die dadurch eine größere Verbreitung fanden, waren die medizinhistorischen Erfahrungen des Celsus (um Christi Geburt). Hohenheim wandte sich gegen diese Interpretation der medizinischen Behandlung, so entstand wahrscheinlich auch sein Spitzname (Para = griechisch: gegen – Celsus).

„Weltweisheit ist ein Wort,
hat weder Sinn noch Kraft.
Der Weisheit wahrer Hort
ist Gotteswissenschaft."
F. Rückert

„Es gibt keine Materie, sondern nur ein Gewebe von Energien,
dem durch intelligenten Geist Form gegeben wurde ..."
Max Plank

Carl Friedrich Zimpel

(Geboren 1801 in Schlesien und gestorben 1879 in Pozzuoli bei Neapel)

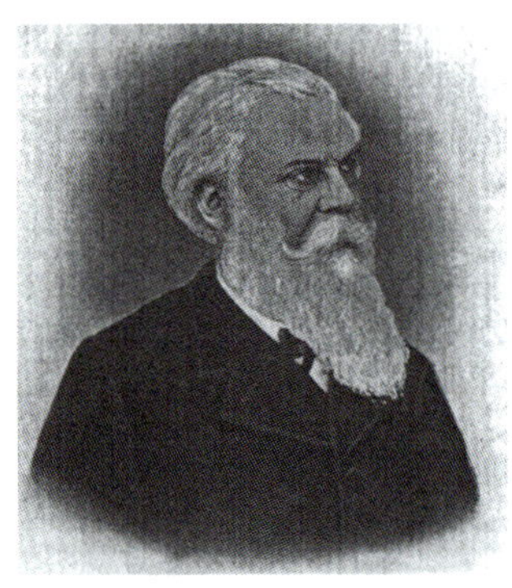

Zum Lebenslauf von Zimpel gibt es viele unterschiedliche und auch sich widersprechende Quellen. Daher bezieht sich die folgende Darstellung auf das Handbuch der Spagyrischen Heilkunst, Dr. med Zimpel`s Spagyrische Heilverfahren, 15. Auflage, Spagyrische Arzneimittel-Lehre und Spagyrische Hauszeitschriften Müller-Göppingen 1930–64; G.W. Surya Paracelsus – richtig gesehen!, Dr. Franz Hartmann. Carl Friedrich Zimpel war ein vielseitig orientierter Mensch, der sehr stark in seinem Glauben verwurzelt war. Er studierte Ingenieurwesen (speziell Eisenbahnbau) und Architektur. Während seines Militärdienstes lernte er seine große Liebe, eine Generalstochter, kennen. Da er ihres Standes nicht würdig war, brannte Zimpel mit ihr durch, wurde verhaftet und erhielt Kerkerhaft angedroht, die er durch eine angebotene Auswanderung nach Amerika verhindern konnte. Dort verdiente er sich im Bergwerkswesen und Eisenbahnbau seinen Unterhalt.

Auf Grund seiner außergewöhnlichen Fähigkeiten erreichte er die Position als oberster Aufseher der Eisenbahnen von Texas bis Kanada. Bei diesen Pionierarbeiten durch unwegsames Gelände (Sümpfe, Steppen, Wälder) machte er große persönliche Erfahrungen in der Bekämpfung des Gelbfiebers bei seinen Arbeitern. Verschiedene Behandlungsmethoden lernte er von Indianern kennen und schätzen.

Nach erfolgreichen Jahren in Amerika zog es ihn aus gesundheitlichen Gründen wieder nach Deutschland zurück und er nahm im preußischen Heer eine Stelle an. Seine große Liebe zur Natur und sein Wissensdrang führten ihn jedoch, wie auch Paracelsus, durch halb Europa und in den vorderen Orient. Dort lernte er verschiedene Therapeuten und deren Heilverfahren kennen.

Durch seine Doktorarbeit in lateinscher Sprache über die Behandlung des Gelbfiebers, erhielt er im Jahre 1846 seine Doktorwürde in Leipzig.*

Zimpel beschäftigte sich sehr mit der Homöopathie, lernte bei Dr. Lutze aus Leipzig und war immer auf der Suche nach neuen und besseren Behandlungsmethoden. Auf seiner nächsten Station in England wurde er in die Theosophie und alchemistischen Praktiken eingeführt.

Zimpel, der Philosoph und versierte Kenner der Paracelsischen Schriften, hielt engen Kontakt mit vielen verschiedenen Gelehrten, Schriftstellern und Mystikern. Durch Dr. Justinus Kerner, der durch sein Werk „Die Seherin von Prevorst" weltbekannt wurde, lernte er die Werke des Mystiker Jakob Lorber kennen. Ihn besuchte er in Graz und prüfte seine mystische Gabe. Von seiner Fähigkeit und seinem selbstlosen Wesen war er sehr angetan, was zu einer innigen Freundschaft mit ihm führte. Auf Veranlassung Zimpels

* Weiterführende Literatur mit detaillierter Schilderung der schnellen Anerkennung der Doktorwürde finden sie in der elften Auflage im „Handbuch der Spagyrischen Heilkunst" – Müller, Göppingen". Die Doktorurkunde befand sich vor dem 2. Weltkrieg im Besitz der Firma Müller, Göppingen.

wurden die Werke „Die Haushaltung Jesu", „Die Jugend Jesu" und „Der Mond" veröffentlicht. Er selbst verfasste 16 mystisch religiöse Schriften.

Seine eigenen Erkrankungen zwangen ihn nach guten Therapeuten zu suchen. Dies führte ihn auch zum Grafen Cesare Mattei nach Rom, der elektro-homöopathische Arznei verwendete. Angeregt von dessen guten Heilerfolgen im Hospital Santa Theresa, das er von Papst Pius IX zur Verfügung gestellt bekam, und der großen Zahl von Patienten versuchte er diese Therapie für sich zu verbessern. Seine Beschwerden konnten mit den Mitteln des Grafen nicht wesentlich verringert werden. Trotzdem versuchte Zimpel Mattei, zu überreden seine Mittel bei Dr. Schwabe in Leipzig herstellen und vertreiben zu lassen. Dies scheiterte aber. So forschte Zimpel weiter und befasste sich dann mit dem Wissen von Paracelsus und Glauber (Glaubersalz). In seinem Leitfaden für angehende Homöopathen (1858 in Stuttgart veröffentlicht) bemerkte er wie schwierig und aufwendig die homöopathische Mittelfindung für Laien und Anfänger ist. Dies veranlasste ihn nun selbst einen einfacheren aber genauso erfolgreichen Weg zur Herstellung von spagyrischen Mitteln zu suchen. Getrieben von der Idee eine „Bessere Medizin" zu entwickeln, versuchte auch er zuerst seine Mittel bei Dr. Schwabe herstellen zu lassen, was aber auch scheiterte. Mittlerweile wurde die Umgebung von Neapel sein Hauptaufenthaltsort. Dort hatte er während einer Cholera-Epidemie große Heilerfolge mit den in der Deutschen Apotheke in Neapel hergestellten Zimpel-Mitteln. Als Prof. Mauch aus Göppingen seinen Freund, den Apotheker Hartenstein, in der deutschen Apotheke in Neapel besuchte, wurde er dort mit Zimpel persönlich bekannt. Diese vereinbarten die Herstellung der Zimpel-Mittel auch für Deutschland. In seiner Wahlheimat experimentierte Zimpel ständig an der Herstellung und an den Rezepturen. Prof. Dr. Mauch hatte einen großen Anteil am Erfolg der Zimpel-Mittel in Deutschland. Sein Nachfolger, der Apotheker Müller, legte den Grundstein für den heutigen Erfolg der Spagyrik nach Dr. Zimpel. In der ersten Auflage seines „Handbuch der Spagyrischen Heilkunst" schreibt Müller auf Seite 22 Folgendes: „Welch unschätzbaren Dienst Dr. Zimpel seiner Mit- und Nachwelt, der heutigen Zeit und der Zukunft geleistet hat, ist zum Teil noch nicht genügend wissenschaftlich und praktisch erkannt. Die Aufnahme aber, welche seine Mittel namentlich in den letzten Jahren auch bei ernst zu nehmenden Männern der Wissenschaft gefunden hat, berechtigt zu der Annahme, dass die Lebensarbeit auch dieses Forschers nicht vergebens war und, dass sie von jetzigen und von kommenden Geschlechtern erst richtig gewürdigt und eingeschätzt werden wird."

Apotheker Carl Müller

Ein gekürzter Nachruf von Dr. med. W. Kröner, Berlin.

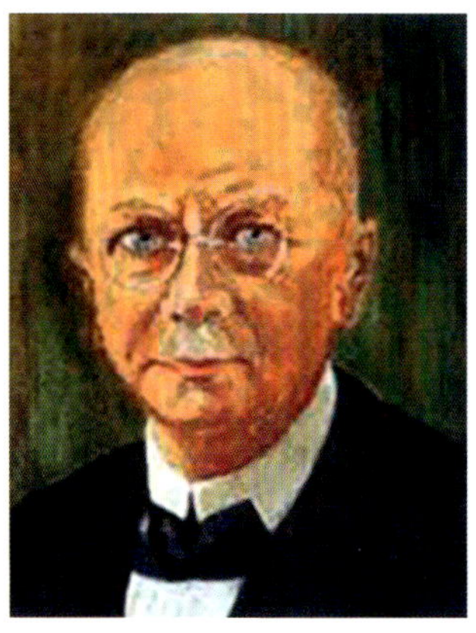

Am Nachmittag des 29. Juli 1932 wurde Apotheker Carl Müller auf dem Göppinger Friedhof zur letzten Ruhe bestattet. Ein großes Trauergefolge aus Nah und Fern, unzählige Kränze und Blumenspenden, wahre Stöße von Beileidskundgebungen gaben Zeugnis davon.

Gleichwohl erscheint es uns angemessen – bevor das Leben weitergeht, sich neue Wege bahnt und Geleise gräbt, bevor die Lücke sich schließt und nur noch die Erinnerung bleibt – einen Rückblick auf dieses arbeitsreiche und schöpferische Dasein zu werfen und ihm so den letzten ehrfurchtsvollen Tribut unseres Dankes zu bezeugen, ehe das hinterlassene Werk und die Nachfolgerschaft des Verstorbenen ihre Rechte an die Zurückgelassenen geltend macht.

Das private Schicksal von Carl Müller bietet dem Biographen nichts Besonderes und Wesenhaftes. Wie bei so vielen tätigen und schöpferischen Menschen liegt einzig und allein in dem geschaffenen Werk der ganze Mann und das ganze Schicksal.

Carl Müller wurde am 11. Juni 1868 in Tübingen geboren, wo er nach Abschluss seiner Gymnasialbildung Arzneiwissenschaften studierte und sein Apothekerexamen absolvierte. Sein Beruf führte ihn über Tübingen, Pforzheim, Heilbronn und Hamburg nach Stuttgart. Dort vermählte er sich mit Mina Buck, mit der er in fünfundzwanzigjähriger ungetrübter glücklicher Ehe lebte. Zwei Töchter entstammen diesem Bund. Sesshaft wurde er schließlich in Göppingen, wo er am 1. Oktober 1905 die Prof. Dr. Mauch'sche Homöopathische Centralapotheke übernahm. Hier fand er zum ersten Male ein seinem Schaffensdrang und seiner Expansivität angemessenes Betätigungsfeld. Der reformerische idealistische Geist der Homöopathie nahm ihn ganz und gar gefangen, und wenn er auch alsbald über die eigentliche Homöopathie hinausstrebte, so blieb er dem Geist Hahnemanns doch sein ganzes Leben hindurch verhaftet. Die Mauch'sche Apotheke nahm unter seiner Führung einen ungeahnten Aufschwung und wurde zu einem führenden, weit über Deutschland hinaus bekannten Institut. Aber auch dies genügte dem rastlos planenden und schaffenden Geiste nicht. Ihn reizte es, nicht nur Apotheker und Händler zu sein. Er wollte den ganzen Werdegang der Arznei- und Heilmittel in einem großen gedanklichen System und gleichzeitig in einer großzügigen Produktionsmaschinerie in seiner Hand vereinigen.

Den entscheidenden Anstoß gab ihm Dr. med. et phil. Zimpel, dessen spagyrisch-arkanisches Heilsystem, fußend auf der geistigen Hinterlassenschaft eines Paracelsus und Glauber, ihn aufs Stärkste fesselte und anzog. So entstand die „Chemisch-Pharmazeutische Fabrik Göppingen", die aus bescheidenen Anfängen heraus sich bald zu einem pharmazeutischen Großbetrieb von Weltgeltung entwickelte und sich in kurzer Zeit ebenbürtig neben die handvoll reformmedizinischer Großbetriebe stellte, welche die Führung in Deutschland, dem Land der Homöopathie, hatten.

Carl Müller war und blieb sein Leben hindurch in erster Linie der Arzneikünstler und Alchemist. Seine Hauptaufgabe war die Ausarbeitung und Rationalisierung der Gewinnungsmethoden, gewissermaßen die Umstellung der alten Gärungs- und Digerierungsküche der mittelalterlichen Spagyriker auf den modernen chemisch-pharmazeutischen Großbetrieb. Welche ungeheure Fülle der Erfahrung, des Experimentes, der Analyse, der Technisierung in dieser pharmazeutischen Tätigkeit des Verstorbenen umschlossen liegt, welch ein einheitliches und doch differenziertes und fein ausgewogenes Werk, davon kann man sich unschwer bei einem Rundgang in den Fabrikationsräumen einen Begriff machen. Die Herstellung spagyrischer Essenzen und Komplexe fordert eine Vielseitigkeit. Fast jede Essenz hat ihre besonderen Eigenheiten. Die Gärungs- und Destillationsprozesse erfordern in jedem einzelnen Falle genaue Einstellung. Fast jeder Stoff hat seine Launen und Tücken, bedarf bestimmter genau geregelter Temperaturen, Gärungszeiten, Zubereitungen, ja sogar der Zeitpunkt der Sammlung der Drogen ist durchaus nicht gleichgültig. Eine Spur zuviel oder zuwenig kann den arkanischen Prozess zerstören. So bleibt die moderne Spagyrik auch in der Großherstellung eine alchimistische Kunst. Sie wird nie ganz zur mechanisch seelenlosen Fabrikation.

Heute, wo dieser riesige Mechanismus eingespielt ist, reibungslos funktioniert und ständig wächst, lässt sich kaum noch ermessen, welche Fülle von forscherischer, erfinderischer und experimenteller Kleinarbeit mit jahrzehntelanger Vertiefung und liebevollem Sichversenken in die Materie, in all ihre rätselhaften und launischen Einzelheiten, das pharmazeutische Lebenswerk Müllers umschließt.

Aber ein solches mehr wissenschaftliches Werk kann nicht im leeren Raum gedeihen. Der es geschaffen hat, musste gleichzeitig Organisator, Kaufmann und Propagandist sein. Auch auf diesem, ihm eigentlich wesensfernen Gebiet hat Müller Erstaunliches geleistet. Die Konzeption Carl Müllers war, durch Gründung einer Gesellschaft und Herausgabe einer Zeitschrift, die schöpferischen Kräfte in der spagyrischen Bewegung zu sammeln und fruchtbar werden zu lassen. Es sollten sich die spagyrischen Gedanken in seiner Universalität und Verzweigtheit in weitesten Kreisen vebreiten.

So entstand die „Gesellschaft für Spagyrik“ und die „Zeitschrift für Spagyrik“(1931–1964). Was beide für die spagyrische Bewegung, vor allem für die reformmedizinische Bewegung überhaupt, geleistet und bedeutet haben, ist hier nicht zu untersuchen. Aber wenn es möglich war, in schwerster Krisenzeit etwas Gesundes und Bleibendes zu schaffen, so ist dies in allererster Linie Apotheker Müller zu verdanken. Er verstand es, mit seltener Einfühlung und großem Zartgefühl, die angebahnte Bewegung zu stützen und zu dirigieren, ohne selbst jemals in den Vordergrund zu treten oder ihr irgendwelche Fesseln anzulegen. In den letzten Jahren seines Lebens hat er an diesen beiden Schöpfungen seines Geistes mit einer besonderen Liebe gehangen. Es war deshalb eine besondere Freude mit ihm zusammenzuarbeiten, weil er niemals starr auf seine Position bestand, sondern für jede fundierte Idee Verständnis besaß. Alles, was innerhalb der Gesellschaft vorging, interessierte ihn auf das Lebhafteste, die ganze spagyrische Gemeinde war gewissermaßen mit Göppingen familiär verbunden und die unausbleiblichen Krisen und Stürme in der Bewegung griffen ihm ganz außerordentlich ans Herz und ließen ihn leiden, als ob es seine eigene persönliche Sache wäre.

Die Schöpfung Carl Müllers hat sich so gesund und widerstandsfähig erwiesen, hat durch ständige Erweiterung des Betriebes selbst in schwersten Zeiten (Erster Weltkrieg) eine solche natürliche Expansionskraft an den Tag gelegt, dass – wenn überhaupt ein wirtschaftliches Unternehmen den Umschwung überlebt – dieses Werk seinen Platz an der Sonne behaupten wird. Apotheker Carl Müller ist tot. Aber die Erinnerung an einen ganzen und geraden Menschen bleibt unauslöschlich, sein Werk lebt und der Gedanke der Spagyrik marschiert!

Spagyrik heute

Die Geschichte der Spagyrik ist über 5000 Jahre alt. Trotz dieser langen Geschichte gibt es nicht die Spagyrik, sondern es gibt verschiede Ansichten über die „Richtige oder Falsche" Spagyrik. Heute wird die Spagyrik in Deutschland als Arzneimittel über die Vorschrift im Homöopathischen Arzneibuch geregelt. Alle anderen Ideen und Versuche die Spagyrik in einer etwas anderen Form anzubieten, hat die große Hürde, dass sie die Anerkennung über das HAB *(Das Homöopathische Arzneibuch ist ein Teil des Arzneibuchs nach § 55 AMG. Es enthält nur Regeln, die im Europäischen Arzneibuch (Ph. Eur.) nicht enthalten sind, weil Regeln des Europäischen Arzneibuchs nationale Regeln ersetzen. Die im* Homöopathischen Arzneibuch *enthaltenen Regeln sind als nationale gedacht, gelten jedoch entsprechend der Richtlinie 75/318 EEC auch in anderen EU-Staaten, wenn das Europäische Arzneibuch keine entsprechenden Regeln enthält. Deshalb entsteht Rechtsunsicherheit, wenn in den Homöopathischen Arzneibüchern Deutschlands und Frankreichs Regeln zum selben Gegenstand bestehen. Die Europäische Arzneibuchkommission beginnt daher, den Inhalt des Deutschen und des Französischen Homöopathischen Arzneibuchs zu harmonisieren. Gleichzeitig wurde ein Verfahren eingerichtet, das gewährleisten soll, dass nationale Regeln nur ausnahmsweise entstehen, wenn der Gegenstand für andere europäische Staaten nicht von Interesse ist. Um Rechtssicherheit zu gewährleisten, enthält das Homöopathische Arzneibuch keine Regeln zu Gegenständen, die im Deutschen Arzneibuch bereits geregelt sind.)* oder das Europäische Arzneibuch brauchen.

Sapgyrische Hersteller im HAB

- Spagyrik nach Bernus (Laboratorium Soluna Heilmittel GmbH, Donauwörth) nach Alexander von Bernus
- Spagyrik nach Glückselig (Phönix Laboratorium GmbH, Bondorf; Heidak AG, Emmenbrücke) nach Conrad Johann Glückselig
- Spagirik nach Krauß (ISO Arzneimittel, Ettlingen) nach Theodor Krauß und Johann Sonntag
- Spagyrik nach Pekana (Pekana Naturheilmittel, Kißlegg) nach Peter Beyersdorff
- Spagyrik nach Strathmeyer (Strath-Labor, Donaustauf) nach Walter Strathmeyer
- Spagyrik nach Zimpel (Phönix Laboratorium GmbH, Bondorf; Phylak Sachsen GmbH, Burgneudorf; Püttlingen; Heidak AG, Emmenbrücke)

Die verwendeten Verfahren unterscheiden sich in den einzelnen Herstellungsschritten deutlich voneinander. Sechs Verfahren (Krauß, Pekana, Strathmeyer, Zimpel, Glückselig, von Bernus) sind im Homöopathischen Arzneibuch (HAB) als standardisierte Herstellungsvorschriften enthalten. Die nach dem HAB hergestellten Fertigarzneimittel werden rechtlich wie homöopathische Arzneimittel behandelt. Ihr Inverkehrbringen bedarf der behördlichen Genehmigung (Zulassung, Registrierung), an die Herstellungsbedingungen gelten strenge Anforderungen. Die Spagyrik nach Dr. Zimpel findet heute wieder viele Anhänger! Dies liegt an den vielfältigen Indikationsgebiet und Verarbeitungen, die es mitlerweile gibt. Für Kinder und Patienten die alkoholhaltige Arzneimittel nicht einnehmen können, gibt es 16 verschiedene Globulimischungen.

Für Tierhalter eröffnet sich hier auch eine sehr wirksame und gutverträgliche Möglichkeit sein Tier individuell behandeln zu lassen. Die meisten Mischungen die hier besprochen werden, können sie mit wenigen Änderungen auch für Tiere verwenden. Die Dosis richtet sich nach der Größe des Tieres. Auch hier gilt, es ist eher die Häufigkeit der Gabe als die Menge entscheidend. Hunde, Kühe, Pferde können Sie die Anwendung direkt in den Maul geben. Für Katzen hat sich das Sprühen auf den Nacken bewährt, oder Sie geben Globuli.

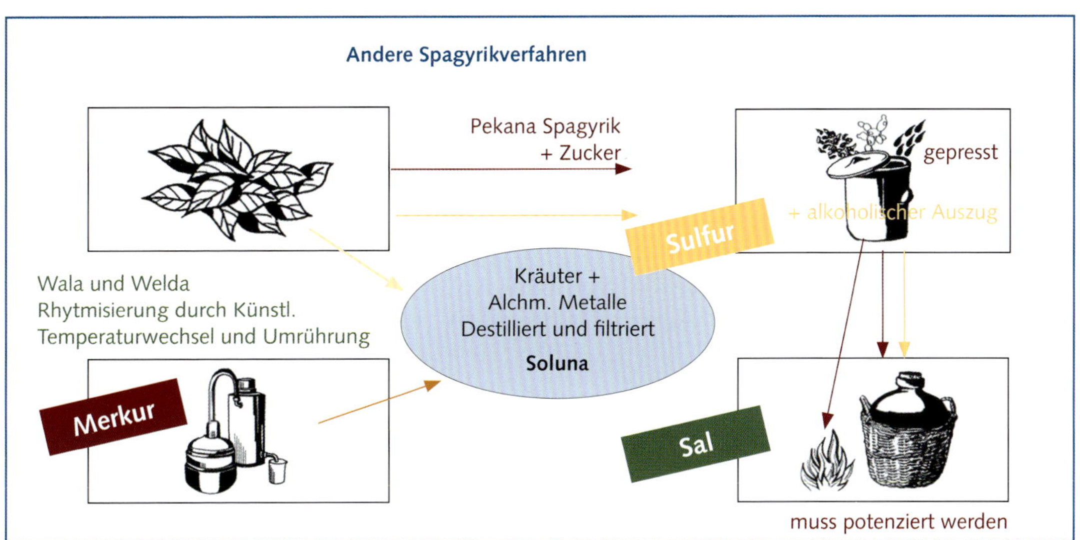

Vor dem zweiten Weltkrieg hatte die Spagyrik, besonders die Zimpel-Spagyrik, wieder einen Höhepunkt. Im Jahr 1975 gründete der Schweizer Drogist Traugott Steger die Firma HEIDAK (Heilung Dank Kräuter). Er entwickelte ein kombiniertes System, um mit Pflanzen und Kräutern gute Heilerfolge zu erzielen. Später ergänzte er sein System mit der Spagyrik von Staufen-Pharma, bis er 2003 die Spagyrik-Produktions AG übernahm. In der Schweiz entwickelte sich die Spagyrik nun wieder zu einer festen Größe mit außerordentlichen Erfolgen bei Mensch und Tier. Traugott Steger entwickelte mit dem deutschen Heilpraktiker Hans-Josef Fritschi das Heidak-System weiter. Durch die erstaunlichen Erfolge verbreitete sich die Spagyrik wieder neu. Nun entstehen immer mehr Firmen die Spagyrik wieder anbieten.

Im Folgenden werden zwei spagyrische Herstellungsverfahren näher vorgestellt.

- Spagyrik nach Dr. Zimpel
- Spagyrik nach Glückselig Vorschrift, HAB V54b (siehe Kapitel Mineralsalze des Lebens)

Herstellungsverfahren der Zimpel Spagyrik im Spagyro®-System/Phönix Laboratorium GmbH

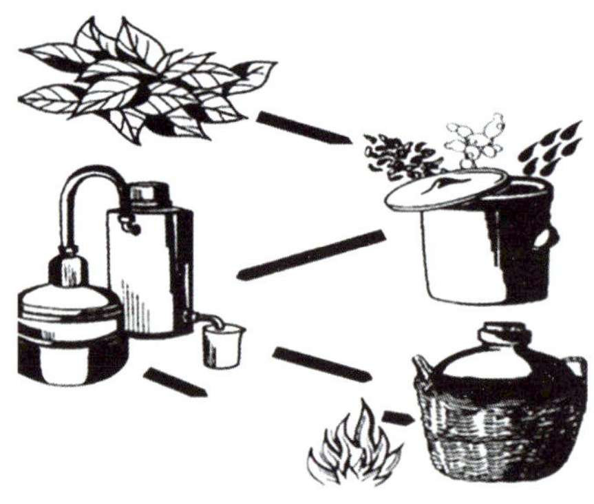

In der Natur gefundene Stoffe besitzen noch die Polarität von „Gift und Balsam (Wohltat)". Im spagyrischen Herstellungsprozess nach Dr. Zimpel werden diese Polaritäten, das Reine vom Unreinen, von einander getrennt und auf eine höhere Heilebene gebracht.

Der spagyrische Prozess ist eine drei- bis vierfache „Scheidungsarbeit". Hauptsächlich aus Gärung bzw. Fäulung besteht der 1. Scheidungsprozess, der ein Durchgang durch den Tod und eine Neugeburt seiner neuen Lebensform ist, – von Paracelsus als dritte Lebensform bezeichnet – wird das Schlechte, das ein Wesensgift ist, in vielerlei Form abgeschieden. Dieser Laborprozess findet mit Erfolg bei uns im menschlichen Körper durch die Verdauung statt. Egal wie wir uns ernähren, der Körper sucht sich die benötigten Stoffe heraus und wandelt sie um, damit Leben stattfinden kann. Der Rest wird ausgeschieden und dem ewigen Kreislauf wieder zur Verfügung gestellt. Der Mensch ist selbst ein großer „Spagyriker", nur: er kann es nicht bewusst. Diese Gabe ist uns geschenkt, von der Natur so eingerichtet worden.

Der 2. Scheidungsprozess entsteht durch die Destillation. Hier wird durch energetische Zuführung, Merkur und Sulfur vom Sal getrennt. Der gewonnene Arzneikörper (Lebensgeister) wird nun in Alkohol aufgefangen und stabilisiert. Merkur steht für das geistige-, Sulfur für das seelische- und Sal für das körperliche Prinzip! Der 3. Scheidungsprozess ist die Trennung des pflanzlichen Rückstandes. Die dort organisch gebundenen Mineralsalze werden durch das Feuer (ca. 400 °C) in anorganische Salze umgewandelt. Nun wird nochmals getrennt, die Asche wird in das vorher hergestellte Destillat eingebracht und man lässt es 48 Stunden reifen, dann wird abfiltriert. Nun sind die Mineralstoffe vom Pflanzenträger getrennt, der Rückstand wird verworfen. Jetzt hat die spagyrische Vereinigung stattgefunden. Merkur, Sulfur und Sal stehen nun in einer neuen Form als hochenergetische und nebenwirkungsfreie Arznei der Therapie zur Verfügung.

Durch diesen aufwendigen Laborprozess wird eine Umwandlung herbeigeführt, die durch andere Prozesse nicht erreicht werden kann. Nun können wir auch verstehen, dass spagyrische Essenzen sich deutlich von der homöopathischen und phytotherapeutischen Herstellung unterscheiden.

Spagyrische Essenzen nach Dr. Zimpel tragen in sich
die Kraft der Pflanze,
die Energie der Homöopathie,
das seelische Prinzip der Bachblüten und
die Mineralstoffe der Schüßler-Salze.

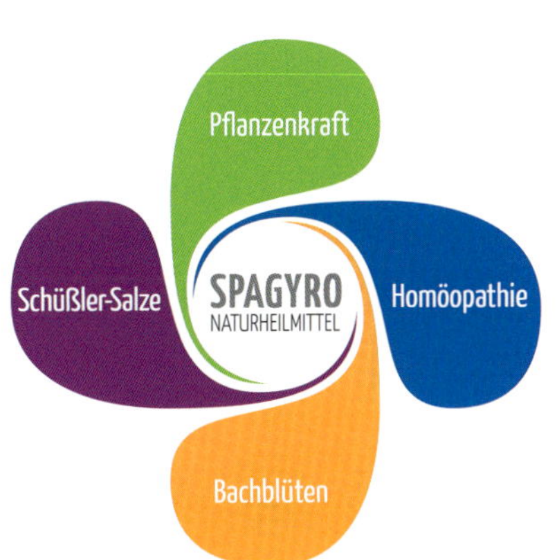

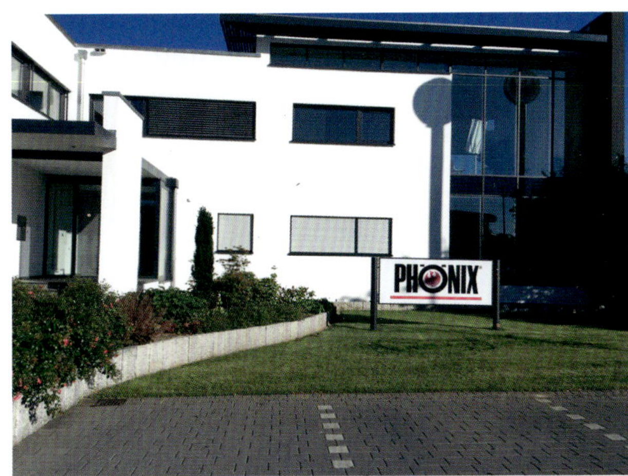

Gutes Ausgangsmaterial – Gute Essenzen

Phönix Laboratorium GmbH hat sich zum Teil auf Wildsammlung spezialisiert. In ausgesucht naturbelassenen Flächen werden die Pflanzen für die Essenzherstellung geerntet. Ein Großteil der Pflanzen wird von geprüften Vertragspartnern, die nach Bio- bzw. Oko-zertifizierten Richtlinien anbauen, dazugekauft.

Der Hauptlieferant mit Sitz am Südrand der schwäbischen Alp baut die Pflanzen nach Demeter-Zertifzierung mit zusätzlich speziellen Know-how im Bereich der des Heilpfalnzenanbaus an.

Durch diese unterschiedlichen Bezugsquellen ist sichergestellt, dass je nach klimatischen Bedingungen genügend Ausgangsmaterial für die Herstellung zur Verfügung steht.

Herstellung der spagyrischen Essenzen nach C.J. Glückselig und Dr. Zimpel durch Phönix Laboratorium GmbH

Im August 2018 konnten wir die neue Produktionsanlage, für die Herstellung der Spagyro-Essenzen in Betrieb nehmen. Die Destillationsanlage ist aus hochwertigen speziellem Pharma-Edelstahl gefertigt. Dies gewährleistet die höchste Qualität der Destillate.

Die Konstruktion basiert auf jahrzehntelanger praktischer Erfahrung, auf speziellem technischen und physikalischen Verständnis sowie auf umfangreichen Wissen um die Eigenart besonderer spagyrischer Destillationen. Der Neubau der Destillationsanalage vereint somit das umfassende Know-How rund um den spagyrischen Herstellungsprozess. Dadurch wird altes und bewährtes überliefertes Wissen in einer hypermodernen neuen Produktionsanlage überführt.

Reinigung der Pflanzen

Die Pflanzen werden direkt nach der Ernte von Hand gereinigt.

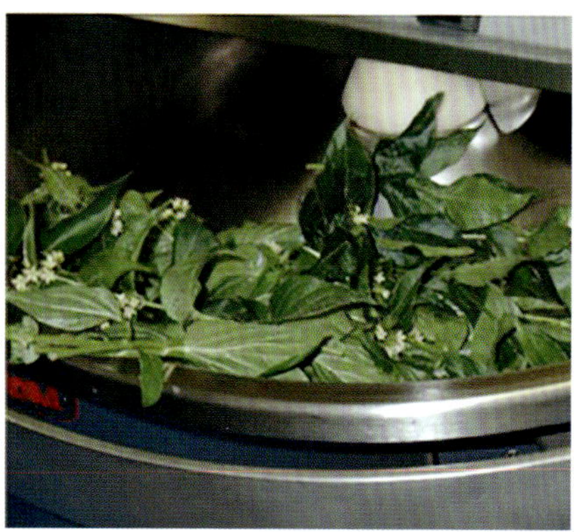

Spagyrische Herstellung nach Zimpel

Die Herstellung von Spagyrik-Essenzen geschieht in einer bestimmten Abfolge traditioneller alchemistischer Laborprozesse. Sie sind notwendig, um aus einer Pflanze die Transformationsvorgänge im Menschen ansprechendes Heilmittel zu machen.

Die Produktion der spagyrischen Essenzen nach Zimpel ist heute durch die Vorschriften 25 bzw. 26 im Homöopathischen Arzneibuch HAB genau vorgegeben und umfasst vier prinzipielle Schritte.

Vergleich der beiden Herstellungsvorschriften für spagyrische Urtinkturen nach Dr. Zimpel				
	V 25		**V 26**	
„Pflanzentyp":	Frische Pflanze		Getrocknete Pflanze (Droge)	
Masse:	1,000 Teil	10,00 kg	1,00 Teil	10,00 kg
Gereinigtes Wasser:	1,000 Teil	10,00 kg	3,00 Teile	30,00 kg
Hefe:	0,005 Teile	0,05 kg	0,01 Teile	0,10 kg
Ethanol – Vorlage für Destillation:	Für 1 Teil Pflanzenmasse 0,4 Teile Ethanol 86 % (m/m)	4,00 kg	Für 1 Teil Drogenmasse 2 Teile Ethanol 86 % (m/m)	20,00 kg
Beenden der Destillation:	Sobald auf 1 Teil Pflanzenmasse 2 Teile der Mischung von Destillat und vorgelegtem Ethanol erhalten sind	16,00 kg	Sobald auf 1 Teil Droge 10 Teile der Mischung von Destillat und vorgelegtem Ethanol erhalten sind	80,00 kg
Gesamtausbeute:		20,00 kg		100,00 kg
Urtinktur:	Urtinktur Ø		Urtinktur Ø = D1	
Mischung von 2 Teilen Ethanol 30 % (m/m) und 1 Teil gereinigtes Wasser				
D1:	2 Teile Ø + 8 Teile Mischung		liegt bereits vor	
D2:	1 Teil D1 + 9 Teile Mischung		1 Teil D1 + 9 Teile Mischung	

Frische Pflanzen werden nach Vorschrift 25, getrocknete Pflanzen oder Pflanzenteile nach Vorschrift 26 verarbeitet.

Frische Pflanze

Ganze Pflanze	Beispiel
Oberirdischer Teil + Wurzel	Imperatoria (Meisterwurz)
Blühende oberirdische Teile	Convallaria majalis (Maiglöckchen)
Beblätterte Zweigspitze	Ginkgo
Reife Früchte	Punica granatum (Granat-Apfel)
Blätter und Zweige	Betula alba (Birke)

Zerkleinern der Pflanzen

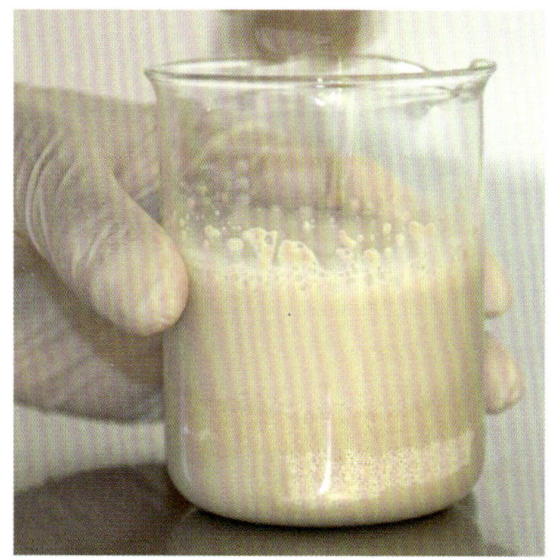

Die Pflanzen werden schonend zerkleinert. Obwohl das Zerkleinern von Pflanzen an sich noch kein alchemistischer Prozess ist, gehört es als erster Arbeitsschritt zum spagyrischen Gesamtprozess mit dazu. Das Zerkleinern ist die erste Form der „Tötung", die notwendig ist, um aus einer Substanz ein spagyrisches Heilmittel zu machen. Die gewachsene Struktur des Materiellen geht dabei verloren. Die in den Pflanzen ruhenden Gestaltprinzipien dagegen sind nicht zerstörbar, sondern werden durch die Entstrukturierung vielmehr von ihrer Verbindung mit der Materie gelöst. Die Zerkleinerung ist ein aktiv-zerstörender Prozess, ohne den es jedoch nicht möglich ist, die Pflanze in eine spagyrische Essenz **zu transformieren**.

Gärung

Während die Zerkleinerung die materielle Struktur einer Pflanze zerstört hat, soll die Vergärung einen biochemischen Umbau des pflanzlichen Materials bewirken. Unter Zusatz von Wasser und Hefe kommt es bei einer Temperatur von 20–25 °C zur Gärung, dabei werden die Pflanzenstoffe weiter aufgespalten und es beginnt eine leichte alkoholische Gärung.

Die Zerkleinerung des Pflanzenmaterials bewirkte eine erste Entstrukturierung, welche in der Vergärung fortgesetzt wird und dabei zur gleichzeitigen Verwandlung eines ersten philosophischen Prinzips führt. Die Vergärung ist ein passiv-zerstörender Prozess, der in Ruhe und im Dunkeln abläuft und in der Alkoholbildung erste Zeichen eines grundlegenden Wandlungsprozesses zeigt.

Die Destillation

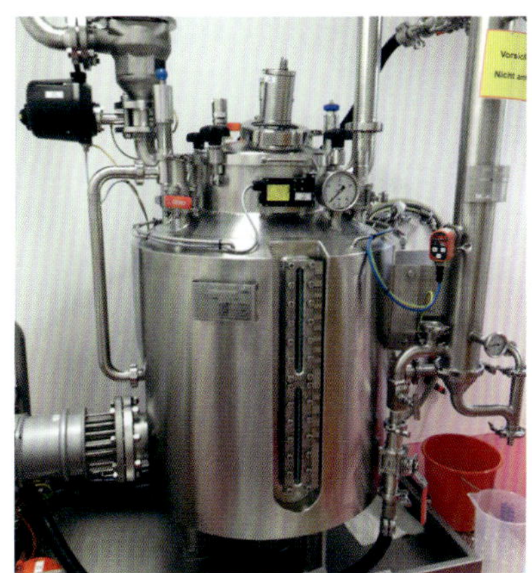

Die Destillation bewirkt nun eine grundsätzliche Trennung von festen und flüchtigen Anteilen des fermentativ umgewandelten Pflanzenmaterials. Alles was wasserdampfflüchtig ist, scheidet sich von den festen Bestandteilen ab und kondensiert in Form eines klaren, aromatischen Destillates.

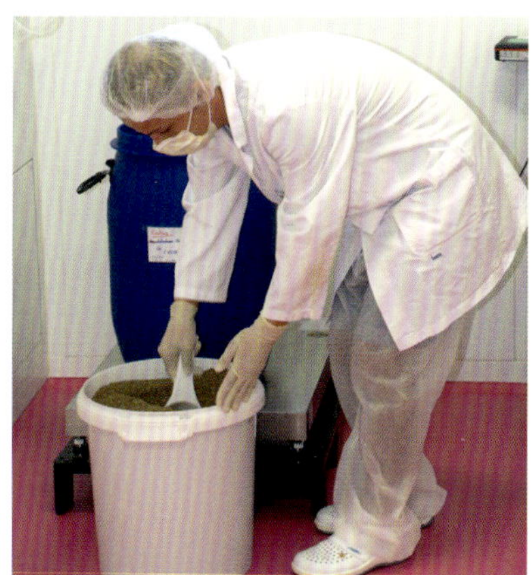

Zu den flüchtigen Substanzen gehören, neben dem gewonnenen Alkohol, auch die ätherischen Öle, die in der Pflanze vorhanden waren. Während Alkohol als Träger des Mercurius-Prinzips gilt, gehören die ätherischen Öle dem Prinzip Sulfur an, dem „Seelischen" innerhalb des Pflanzenwesens. Im Destillat finden sich demnach die Prinzipienträger von Mercurius und Sulfur aus der Pflanze. Das Sal-Prinzip ruht in den zurückbleibenden festen Anteilen und muss auf gesonderte Weise gewonnen werden.

Destillationsrückstand

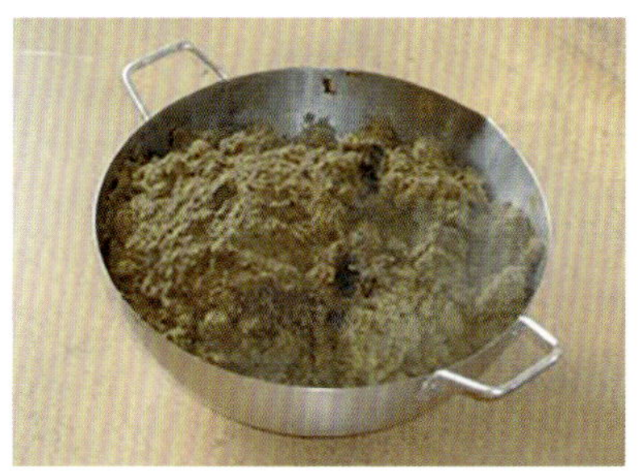

Die als Destillationsrückstand zurück bleibenden Pflanzenreste werden abgepresst, getrocknet, bei 400 °C verbrannt und solange in einem speziellen Ofen erhitzt, bis nur noch eine grauweiße Asche zurückbleibt. Hierdurch werden die mineralischen Bestandteile der Pflanze von ihren organischen Verbindungen gelöst, bis sie in rein anorganischer Form vorliegen.

Das Sal-Prinzip der Pflanze wird von deren Mineralsalzen repräsentiert. Durch die Veraschung (auch Kalzination genannt) wird dieses materiellste aller drei Prinzipien wie in einer Art „Fegefeuer" geläutert. Die im Feuer veredelten Salze der Pflanze lassen sich mikroskopisch als Kristallbilder sichtbar machen. Nach der Veraschung sind Sal, Sulfur und Mercurius der Pflanze abgetrennt und "veredelt" worden. Während Mercurius und Sulfur im Destillat schon gemeinsam vorliegen, muss das Sal-Prinzip noch zugeführt werden, um die ursprüngliche Einheit der Prinzipien wieder herzustellen.

Veraschung

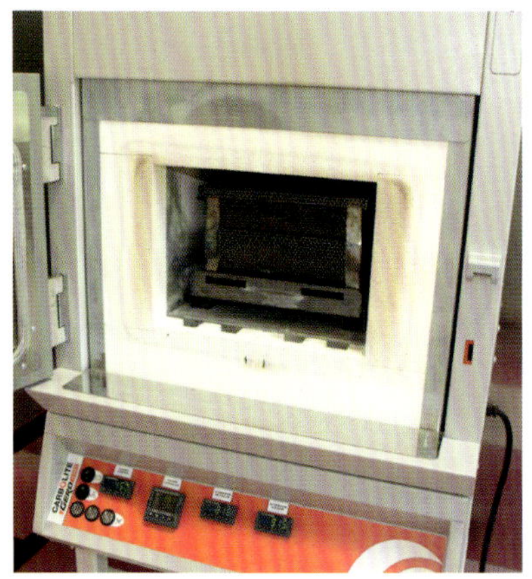

Durch die Veraschung (Kalzination) werden die wertvollen Mineralstoffe und Spurenelemente des getrockneten Rückstands aus ihren organischen Verbindungen gelöst und liegen nun überwiegend als Carbonate, Oxide, Phosphate, Silicate, Sulfate etc. vor.

Die durch Kalzination gewonnene Pflanzenasche wird dem Destillat vollständig beigegeben. Nach längerem Verrühren wird der Ansatz zur Sedimentation ruhen gelassen, d. h. die wasserunlöslichen Salze setzen sich langsam ab, während die löslichen sich mit dem Destillat verbinden und damit Bestandteil der fertigen Essenz werden. Schließlich wird der mineralische Satz nach 48 Stunden abfiltriert. Übrig bleibt eine spagyrische Essenz, die alle drei philosophischen Prinzipien der ursprünglichen Pflanze in veredelter Form enthält. Das Filtrat ist die „spagyrische Urtinktur", das Spagyrische Heilmittel nach Zimpel (spag. nach Zimpel).

Filtration

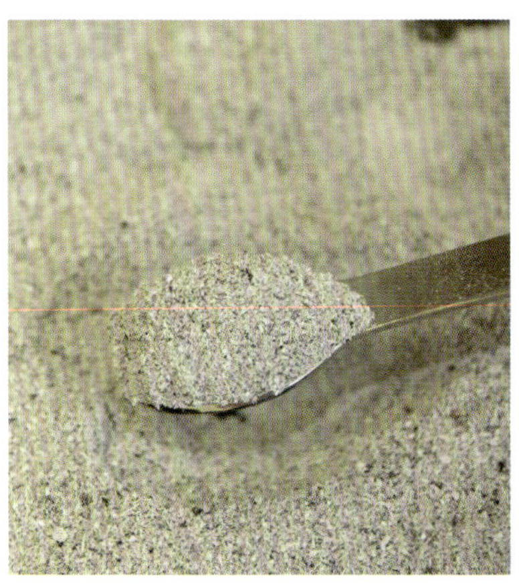

Bei der spagyrischen Aufarbeitung münden somit schonend auftrennende Herstellungsprozesse in eine gezielte Wiedervereinigung ein: „Chaos wird wieder zu einem geordneten Ganzen". Der Sinn dieses aufwendigen Verfahrens besteht v. a. darin, auch die empfindlichen ätherischen Öle und Duftstoffe sowie die in den Pflanzen enthaltenen Mineralsalze zu gewinnen, die dadurch Bestandteile der spagyrischen Urtinkturen (= Essenzen) werden.

Spagyrische Essenzen enthalten somit die wasserdampfflüchtigen Pflanzeninhaltsstoffe und die löslichen Salze der Asche. Sie sind in der Regel farblos oder gelblich gefärbt und haben meist einen intensiven, aromatischen Geruch. In Bezug auf Toxizität kann gewöhnlich bereits die Urtinktur zur Therapie eingesetzt werden, da die meisten giftigen Pflanzeninhaltsstoffe aufgrund ihrer chemischen Eigenschaften nicht ins Destillat übergehen.

Lagerung und Reifung

Die Spagyrik-Essenz ist somit eine Neustrukturierung der aus der Pflanze stammenden Prinzipienträger in „neuem Gewand", sozusagen in einem „verklärten Leib". Bevor sie zur Anwendung abgefüllt wird, lässt man sie zur Nachreifung noch einige Zeit ruhen.

Eine längere Lagerzeit lässt die Essenzen, ähnlich einem guten Weinbrand, allmählich reifen. Es mag auffallen, dass dieses langwierige und kostspielige Verfahren überhaupt mit den Grundzügen der Wein- und Branntweinbereitung viel Ähnliches hat. Auch die verfolgte Tendenz ist im Grunde wesensverwandt: wie beispielsweise aus der Weintraube oder der Kirsche, der Zwetschge, Heidelbeere usw. durch geeignete Gärung und Destillation ein „Geist" von spezifischem Geruch, Geschmack und besonderer Wirkung gewonnen wird, so lassen sich durch diese Behandlungsmethode aus jeder Pflanze spezifische Düfte entwickeln. Es berührt ganz eigenartig, im einzelnen Falle zu beobachten, wie aus einem Kraut, einer Wurzel oder Rinde, die in ihrer ursprünglichen Form mehr oder weniger geruch- und geschmacklos sind, durch die spagyrische Aufbereitung höchst aromatische, intensiv und kräftig riechende Essenzen gewonnen werden. Die Erfahrung lehrt, dass diese so pfleglich gewonnenen Endstoffe ganz besondere, durchschlagende Heilkräfte beinhalten.

Spagyrik-Essenzen sind Arzneimittel. Ihre Einsatzgebiete orientieren sich dabei an denen der Pflanzenheilkunde und Homöopathie. Dennoch: Spagyrik-Essenzen sind mehr. Sie haben einen – nur ihnen eigenen – Wirkaspekt. Dieser orientiert sich am transformierenden Prozess der Herstellung. Die Spagyrik setzt dabei Pflanze und Mensch in direkte Verbindung und zudem auch den Wandlungsprozess von der Pflanze zur Spagyrik-Essenz und jenen vom erkrankten Menschen zum heilgewordenen Menschen.
So wie die Pflanze den schmerzhaften Weg durch Zerstörung und Auflösung geht und danach in veredelter Form auf höherer Ebene neu entsteht, so soll der Mensch sein Krankwerden und Kranksein als Chance begreifen, einen Wandlungsprozess in körperlicher, seelischer und geistiger Hinsicht zu durchleben. Im Vergleich zu anderen spagyrischen Systemen ist die Arbeit mit Spagyrik-Essenzen in ausgesprochen hohem Maße prozessorientiert. Im spagyrischen Prozess nutzt man eine homöopathische Regel, indem die Pflanze einem Wandlungsprozess unterworfen wird und man sie dann als Essenz beim Menschen einsetzt, wenn dieser sich in einem ähnlichen Prozess befindet. Dieser kann – muss sich aber nicht – als Krankheitsprozess äußern. Auch Lebenskrisen jeglicher Art tragen diesen Wandlungscharakter in sich.
Werden in solchen Situationen Spagyrik-Essenzen eingesetzt, bieten wir dem desorientierten menschlichen Wesenskern eine Leitschiene an und zeigen ihm das Ziel des leidvollen Weges, das in einer Neuformung besteht. So werden Transformationsprozesse aktiviert, damit die Krankheit oder Krise wirklich zum Ende geführt wird, nicht auf halbem Wege stecken bleibt und eine „neue Gesundheit" erreicht wird – ein Leben, das ein Stück weit heiler geworden ist.

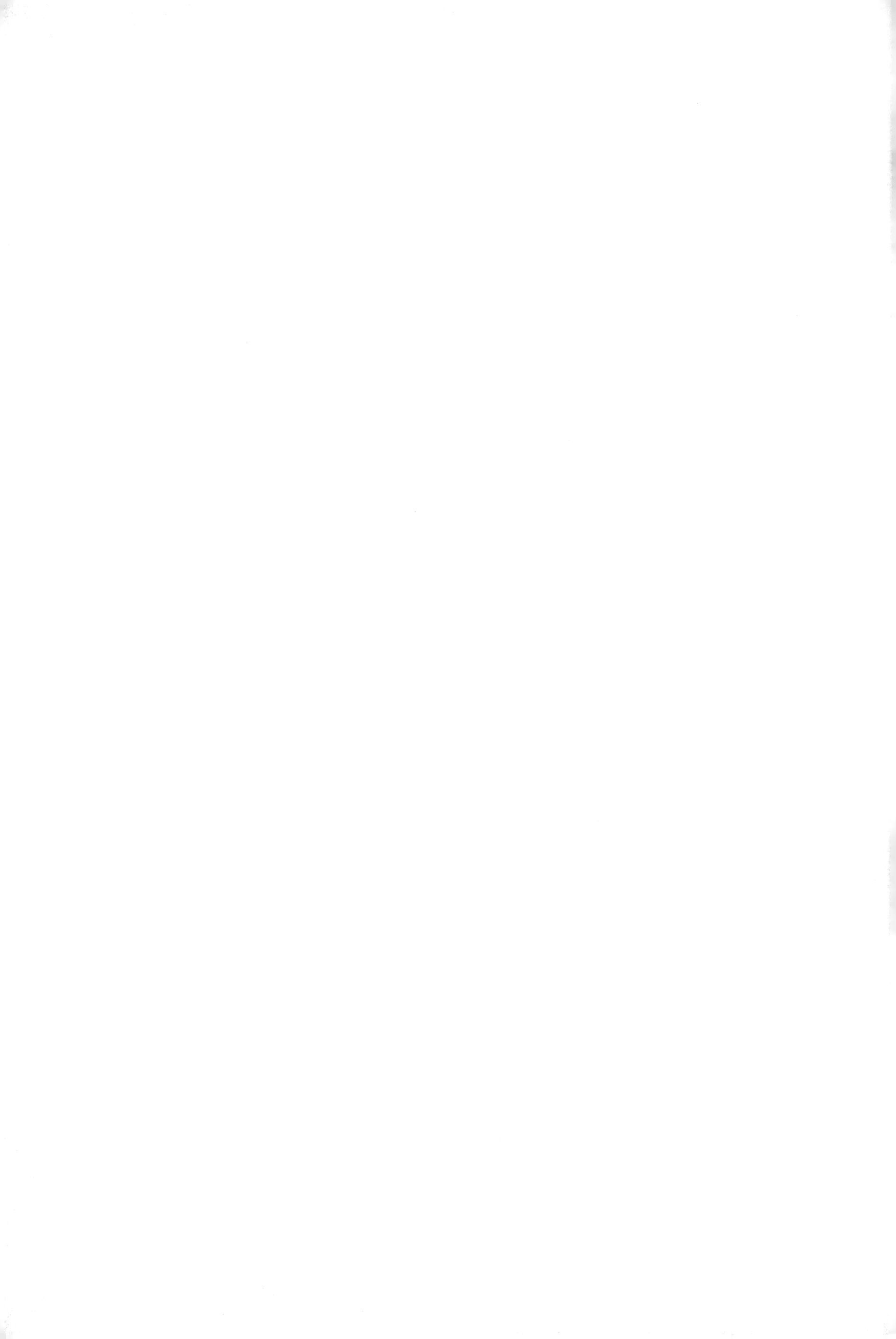

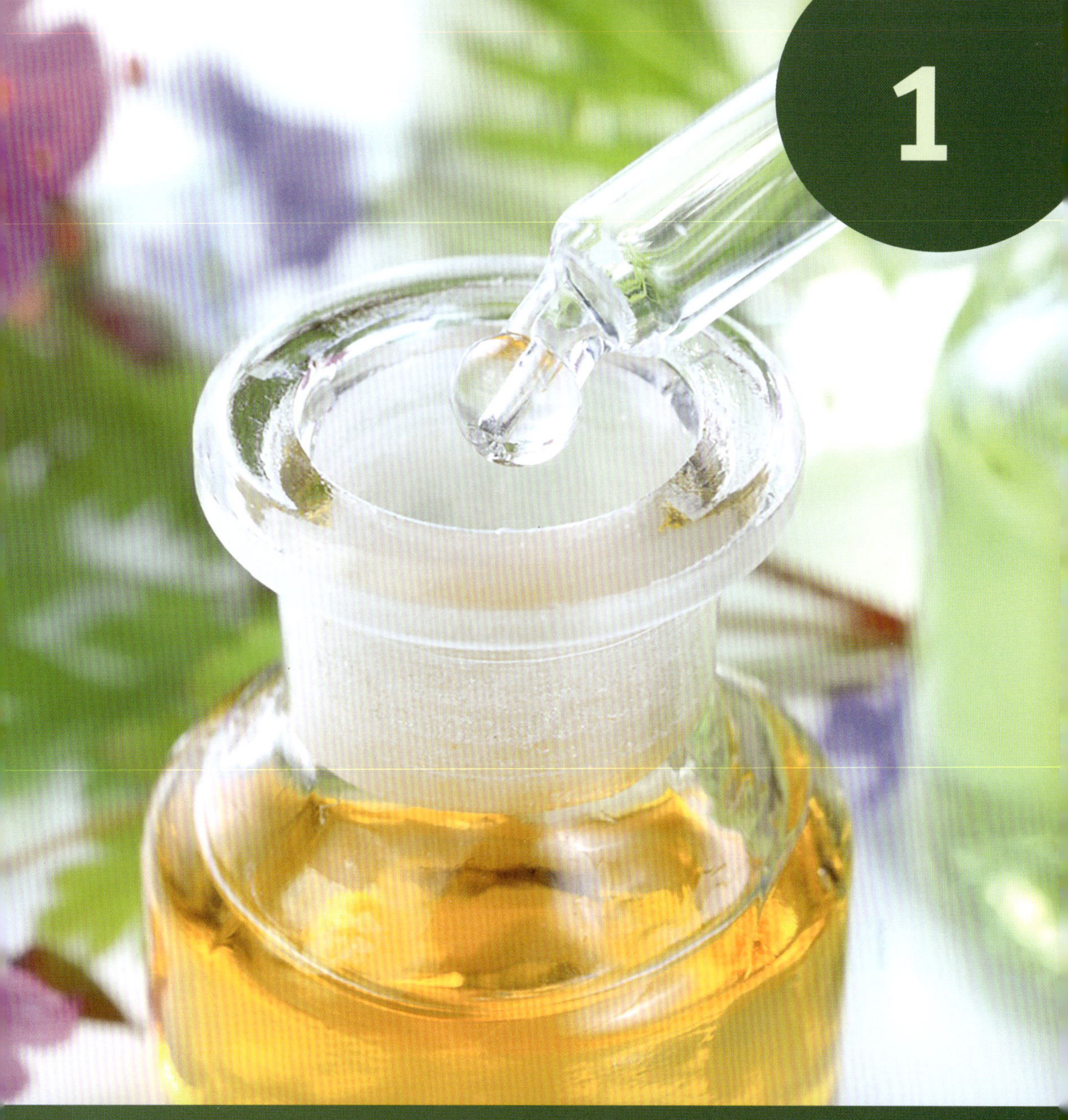

1

Essenzen

Essenzen

Absinthium – Wermut

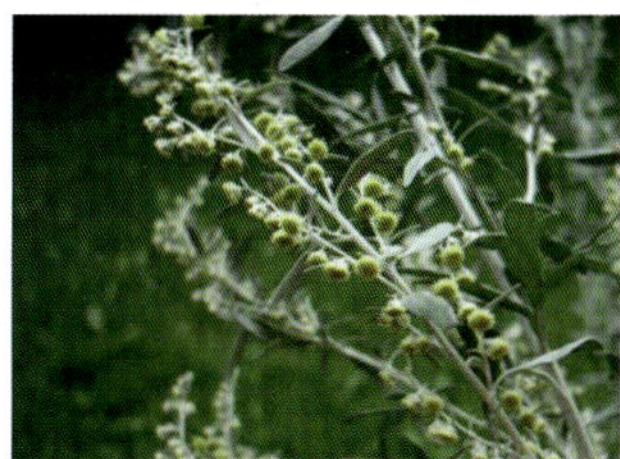

Wurde früher als Appetitanreger vor dem Essen in Form von Likör getrunken, zu starker Genuss führt zu Lähmungen und Nervenreizungen. Für Persönlichkeiten die Mut brauchen, egal in welchen Lebenslagen.

Anwendungsgebiete
Emotionsmittel, Bittermittel, Magen- und Lebermittel, anregend auf die Bildung von Verdauungssäften, milzreinigend, gegen Parasiten, Wurmmittel, Appetitlosigkeit, Sodbrennen, Gelbsucht, Mundgeruch, Hyperacidität, chronische Magenkatarrhe, Zittern der Hände, Schwindel, Kopfschmerzen, epileptiforme Erscheinungen
Hauptsächliche Anwendung
Magenübersäuerung, Sodbrennen, saures Aufstoßen, bei Erkrankungen zum Aufbau des Hungergefühls, sollte bei Menschen angewendet werden die keine Gallenblase mehr besitzen

Krankheitsbild
Emotional: Depressiv und schwermütig nach psychischer Überlastung, man hat sich völlig isoliert.

Dosierung
als Emotionsmittel: 2–5 Tropfen vor dem Schlafengehen und nach dem Aufstehen
akut: bis zu 3-mal 3 Sprühstöße stündlich
chronisch: 3-mal 3 Sprühstöße täglich

SPAGYRO System

Appetitlosigkeit
Aufbau nach Krankheit
Einschlafstörungen
Erbrechen / Übelkeit
Essstörungen
Leberbeschwerden
Resistenzsteigerung
Resistenzsteigerung bei Stress
Schwangerschaftserbrechen
Sodbrennen
Tinnitus
Verdauungsbeschwerden
Wurmmittel

Wirkungen und Modalitäten: entkrampfend, entblähend
Zur Anregung des Lebensflusses und der Lebensenergie. Bringt Licht ins Dunkle der Seele. Heilt alte Verletzungen und bringt Leichtigkeit, Glaube und Hoffnung in den Prozess des Lebens. Es ist, wie es ist!

Acidum arsenicosum Glückselig – Arsen acetat

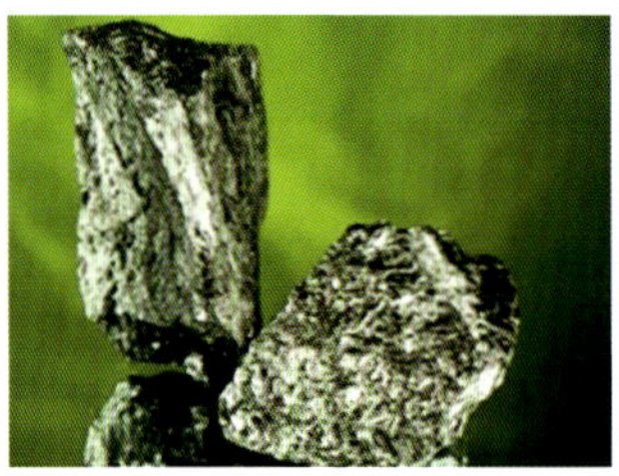

Entzündungen, Kräftigungsmittel

Anwendungsgebiete
Kräftigungsmittel, Akute Gastritis, Brennender Schmerz im Magen; bei Gastroenteritis mit Erbrechen und Diarrhoe, Ängstlich; Infektionen im Respirationstrakt, Acidum arsenicosum ist darüber hinaus bekannt als Mittel bei Entzündungen aller Schweregrade in allen Geweben und Organen, Schlaflosigkeit um Mitternacht, beständiger Durst nach kleinen Schlucken, gut / oder bösartige Gewebswucherungen
Hauptsächliche Anwendung
Gastroenteritis mit Erbrechen, Diarrhoe, Infektionen der oberen Atemwege und Augen

Krankheitsbild
Emotional: Kann nicht aufhören, über andere zu schimpfen, mit nichts zufrieden, gleichgültig

SPAGYRO System

Atmungsorgane
Aufbaumittel n. Krankheit
Bakterien / Viren
Erhöhter Blutdruck
Herzschwäche
„Lagerkoller"
Magen-Darm
Magenmittel
Magenwohl
Mandelentzündung
Männergrippe
Muskelentzündung
Pankreas
Resistenzsteigerung
Schwermetallausleitung
Spagyro-Winter Na und!
Wetterfühligkeit

Wirkungen und Modalitäten: brennen, ängstlich, entzündungshemmend, kräftigend

Aconitum napellus – Sturmhut

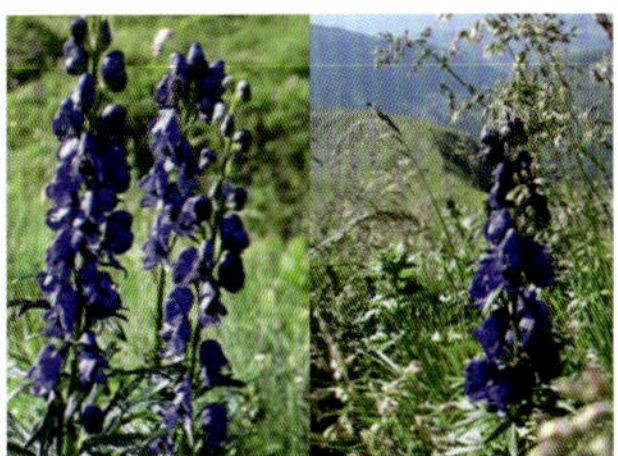

Akut und Schockmittel

Anwendungsgebiete
akute Krankheiten, heftige, plötzlich auftretende Beschwerden, Unruhe, Angst, Todesangst, gutes Mittel nach Schockzuständen, akute Fieberzustände ohne Schweiß, Puls ist hart und stoßend, Haut trocken und heiß, Nervenschmerzen nach grippalen Infekten, schmerzhafte Herzbeschwerden, Atemryhthmus regulierend
Hauptsächliche Anwendung
bei allen Erkrankungen mit plötzlichem Beginn, Akutmittel, dass besonders gut bei Kindern und Jugendlichen wirkt, heftige zersprendende Kopfschmerzen

Krankheitsbild
Emotional: sich nicht sinnvoll ausdrücken können, ich kann nicht mehr, sich ausgeliefert fühlen, hilft gegen zu hohe Empfindlichkeit / Sensibilität, reguliert, stellt das Gleichgewicht wieder her
Geschmack: bitter oder süßlich, faulig wie nach faulen Eiern, übel
Erscheinungsbild der Zunge: brennend, stechend, prickelnd, häufig ist Geschwulstgefühl und Hitze vorhanden

Dosierung
akut: bis zu 6-mal 3 Sprühstöße stündlich
stündlich 30–40 Tropfen auf ein kleines Glas Wasser bis Besserung eintritt, dann die Intervalle vergrößern; zeigt sich nach 12–18 Stunden im Akutfall keine Besserung (Schweißausbruch), dann war Aconitum nicht am Platze; nach erreichtem Schweißausbruch ist Aconitum ebenfalls abzusetzen

SPAGYRO System

Angst mit Herzstichen
Blasenentzündung
Brechdurchfall bei Kindern
Erkältung
Fieber
Fieberblasen
Gelenkschmerzen
Gesichts-Neuralgie
Grippe
Ischias, Rückenbeschwerden
Migräne
Nervenschmerzen
Reizhusten, trockener Husten
Schmerzen allgemein
Schnupfen allergisch
Schockmittel
Sportverletzungen
Trauermischung
Trigeminus-Neuralgie
Zahnen bei Babys
Zahnschmerzen

Wirkungen und Modalitäten: beruhigend, schmerzlindernd
Besserung: durch Schweißausbruch
Verschlimmerung: abends und nach kalter Luft

Aesculus hippocastanum Glückselig – Rosskastanie

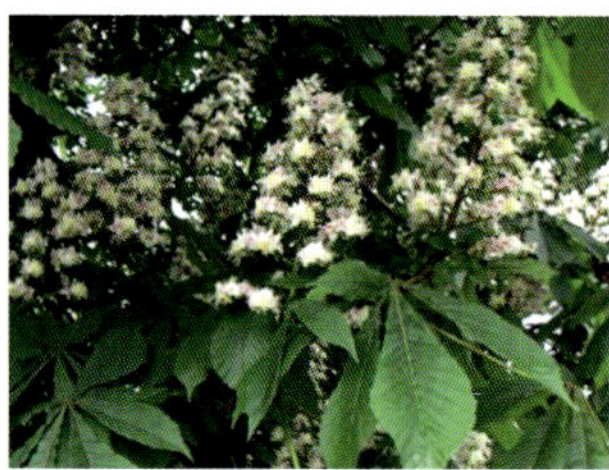

Ein kleines Mittel mit nicht zu unterschätzender Wirkung!

Anwendungsgebiete
brennender, schneidender Schmerz im venösen System und Nervensystem, Beschwerden durch Stockung und Stauung, Krampfadern, Venenentzündung, Hämorrhoiden, Rückenschmerzen, brennende Magenschmerzen, Hals- und Rachenentzündung

Hauptsächliche Anwendung
als Venen- und Hämorrhoidenmittel, weniger gebräuchlich ist die Anwendung als Heilmittel für Hals-, Magen- und Rückenschmerzen, Herzerkrankungen mit kardialen Ödemen

Krankheitsbild
Emotional: Symbolisiert das Zerfließen der Energie im Außen und die Unfähigkeit, wieder den Weg zum Ursprung und zur Regeneration zu finden. „Weigerung, zurück zur Kraft, zum Auftanken zu gehen."

Dosierung
akut: bis zu 3-mal 3 Sprühstöße stündlich
chronisch: 3-mal 3 Sprühstöße täglich, muss über längere Zeit eingenommen werden
äußerlich: als Bäder und 10%ige Salbe

SPAGYRO System

ADHS
Depressive Verstimmung
Durchblutungsstörungen Beine
Durchblutungsstörungen Gehirn
Halsschmerzen
Hämorrhoiden
Krampfadern, Venenbeschw.
Mandelentzündung
Mandelentzündung Kinder
Reizhusten, trockener Husten
Rheuma
Verdauungsbeschwerden
Verstopfung

Wirkungen und Modalitäten: entzündungshemmend, stauungsmindernd
Besserung: Schlaf, Wärme
Verschlimmerung: Bewegung, Gehen, Bücken

Ähnliche Mittel: Sulphur, Nux vomica

Agnus castus – Keuschlamm

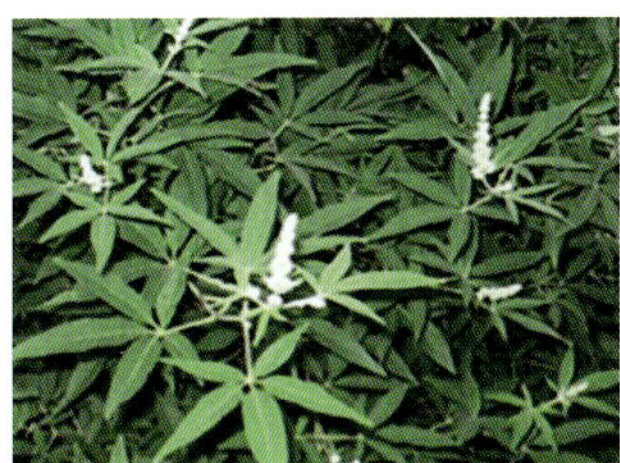

Eine sehr interessante Heilpflanze die erst in letzter Zeit vermehrt Beachtung findet.

Anwendungsgebiete
gutes Frauenmittel, Nachlassen der geistigen und sexuellen Leistungsfähigkeit, PMS, frühzeitiges Altern, hormonell-vegetative Dystonie, Akne vulgaris, Anregung des Milchflusses
Hauptsächliche Anwendung
Frauenbeschwerden, Wechseljahrbeschwerden

Dosierung
akut: bis zu 3-mal 3 Sprühstöße stündlich
chronisch: 3-mal 3 Sprühstöße täglich
20 Tropfen auf ein Glas Wasser, davon mehrmals täglich einen Schluck bei erhöhtem Geschlechtstrieb zur Beruhigung 6-mal 3 Sprühstöße

SPAGYRO System

ADHS
Akne
Aphrodisiakum für Männer
Brustentzündung
Depressive Verstimmung
Dysmenorrhoe
Haarausfall
Milchmangel
Osteoporose
Periodenbeschwerden
PMS-Syndrom
Pubertät Jungen
Pubertät Mädchen
Reizblase
Schüchtern

Wirkungen und Modalitäten: hormonstimulierend, hormonregulierend
Emotional: Eine innere Auseinandersetzung mit dem Thema Sexualität kann zur Klärung der Psyche führen.

Ähnliche Mittel: China, Acidum phosphoricum

Allium cepa – Küchenzwiebel

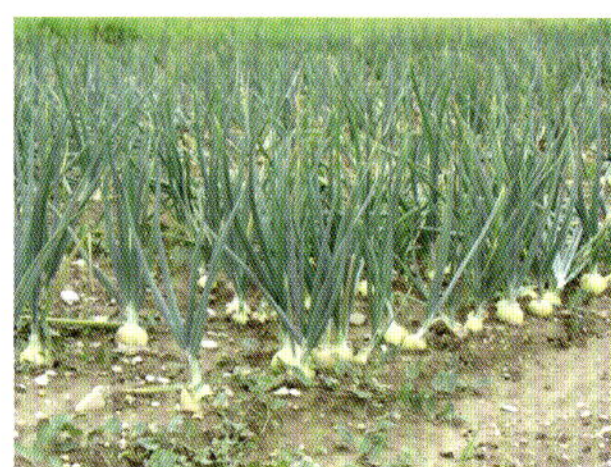

Sehr wirksames, oft unterschätztes Schnupfen- und Asthmamittel.

Anwendungsgebiete
brennende Reizung der Schleimhäute von Nase und Augen, akute Rhinitis, akute Konjunktivitis, Rachen- u. Kehlkopfentzündung, Blähungskoliken, Neuralgien, krampfartiger Husten, Schnupfen- und Asthmamittel, treibt den Harn und den Schweiß, bringt Appetit, Blasenkatarrhe und Wurmmittel
Hauptsächliche Anwendung
Rhinitis, Asthma bronchiale, Meteorismus, Nervenschmerzen nach Amputationen

Krankheitsbild
Emotional: unterstützt die psychischen Selbstreinigungskräfte, wirkt hier sehr sanft

SPAGYRO System

Ausleitung Borreliose	Schnupfen
Cholesterinsenker	Schnupfen akut / wässrig / klar
Heuschnupfen	Wurmmittel

Wirkungen und Modalitäten: auswurffördernd, antibakteriell, krampflösend, entzündungshemmend
Besserung: im Freien, in einem kalten Zimmer
Verschlimmerung: abends, in einem warmen Zimmer, nasskaltes Wetter

Ähnliche Mittel: Euphrasia

Angelica archangelica – Engelwurz

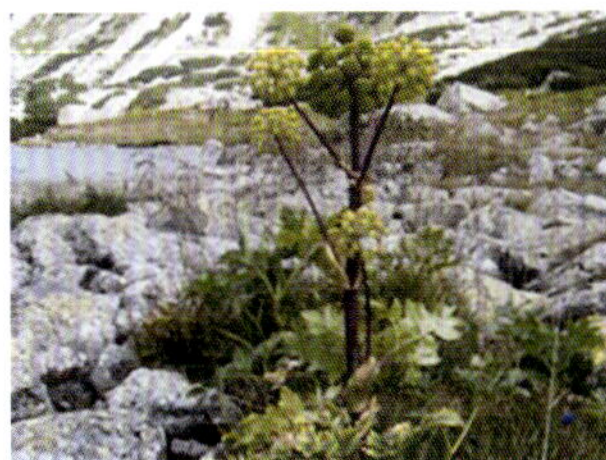

Nur die heilkräftigsten Pflanzen erhalten so ehrenvolle Namen wie die Engelwurz. Sie erhellt den Geist, erwärmt die Seele, reinigt die Aura und verbessert die persönliche Ausstrahlung. Plätze, auf denen Engelwurz wächst, sind heilige Orte und sollen Glück bringen.

Anwendungsgebiete

Emotionsmittel, Magen- und Verdauungsmittel, regt Magen- und Pankreassekretion an, Magenschleimhautentzündung, Blähungen, Nierenmittel, Appetitlosigkeit, starker Bezug auf Lymph- und Schleimhautsystem im Brustbereich (früher auch Brustwurz genannt), Fieber, Rheuma, Gicht

Hauptsächliche Anwendung

als Emotionsmittel besonders wichtig für die heutige Zeit

Krankheitsbild

Emotional: Schüchtern, zaghaft und mutlos mit Mangel an Selbstvertrauen

Dosierung

als Emotionsmittel: 2–5 Tropfen vor dem Schlafengehen und nach dem Aufstehen
akut: bis zu 3-mal 3 Sprühstöße stündlich
chronisch: 3-mal 3 Sprühstöße
mehrmals täglich 10 Tropfen vor den Mahlzeiten auf Wasser oder Zucker

SPAGYRO System

Abschalten
Angstfrei zum Zahnarzt
Ankommen
Anti-Stress – Ganz-Entspannt
Aufbaumittel n. Krankheit
Aufgeht´s – Weitermachen
Basis-Zellrecycling
Bauchwohl
Blähungen
Born-Out-Syndrom
Eifersucht
Ein- und Durchschlafen
Elixier des Lebens
Erste Hilfe – Notfall
Essstörungen
Magenmittel
Magenwohl
Nervliche Überlastung
Nervöse Unruhe
Notfall
PMS-Syndrom
Prüfungsangst
Pubertät Jungen
Pubertät Mädchen
Schüchtern
Schulstress
Selbstbewusstsein
Sodbrennen
Spagyrogast
Spannungszustände ▶

Flugangst
Geburtsvorbereitung
Gedankenreiniger
Geistige Erschöpfung
Herzrhythmusstörungen
Körperliche Regeneration
Licht im Winter
Stärkung der Ich-Kräfte
Ulcus duodeni
Virenfrei
Wetterfühligkeit
Wochenbettdepression
Zähneknirschen

Wirkungen und Modalitäten: blähungswidrig, entzündungshemmend, verdauungsfördernd
Zur Stärkung der Ich-Kräfte, führt zur eigenen Mitte, erhöht die psychische Widerstandkraft und das Vertrauen in das eigene Leben.

Aralia racemosa – Amerikanische Narde

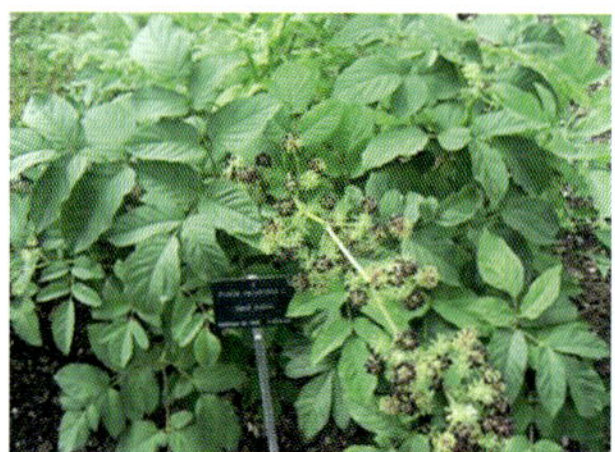

Ein „kleines" Mittel, durch die starke Zunahme der Allergien aber sehr wichtig.
Füllt eine große Lücke der Phytotherapie.

Anwendungsgebiete
asthmatische Anfälle mit Erstickungsgefühl, Bronchialasthma, Kitzelhusten, chronischer Schnupfen, Heuschnupfen
Hauptsächliche Anwendung
allergische Erkrankungen des Nasen-Bronchial-Raumes

Krankheitsbild
Emotional: Das Bedürfnis sich auszubreiten, seinen Platz zu finden. Immer Auswege suchend, Angst vor Konfrontation, Angst vor der Wahrheit?

Dosierung
akut: bis zu 3-mal 3 Sprühstöße stündlich
chronisch: 3-mal 3 Sprühstöße täglich
3-mal täglich 5–10 Tropfen auf Wasser

SPAGYRO System
Bronchialhusten
Heuschnupfen
Krampfadern, Venenbeschw.
Krampfhusten
Reizhusten, trockener Husten
Schnarchfrei-Spray
Schnupfen allergisch

Wirkungen und Modalitäten: schleimlösend, antiallergisch
Verschlimmerung: beim Hinlegen, Zugluft, Frühjahr

Ähnliche Mittel: Allium cepa

Arnica montana – Arnika, Bergwohlverleih

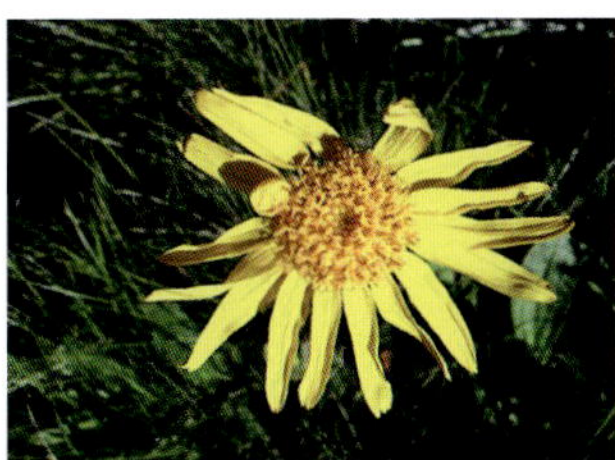

Das Heilmittel gegen Verletzungsfolgen mit oft fast unglaublicher Wirkung.
Etwas ungewohnt vielleicht die Anwendung im Magenbereich sowie bei Husten und Angina pectoris.

Anwendungsgebiete
Folgen von mechanischen Verletzungen (Schlag, Stoß, Quetschungen), Wundheilung (Eiter u. Entzündungen), Schwäche, Zerschlagenheitsgefühl, außerordentliche Empfindlichkeit (das Bett erscheint zu hart), Kreislaufschwäche, Müdigkeit, Stauungen, fauliger Mundgeruch, übelriechende Stühle, Aufstoßen wie nach faulen Eiern, Herzhypertrophie, Stimmbandprobleme, nach Schlaganfall
eher männlich, gute äußerliche Wirkung
Hauptsächliche Anwendung
Verletzungsfolgen, Herz-Kreislauf-Mittel, Erschöpfung, Antiphlogistikum

Krankheitsbild
Emotional: große Angst und Unruhe, Gedächtnisschwäche, Hypochondrische Angst, „kein Arzt kann helfen"
Geschmack: schlecht, faulig, bitter, Aufstoßen wie nach faulen Eiern
Erscheinungsbild der Zunge: weiß belegt, trocken, mit einem braunen Streifen längs der Mitte, trocken oder gelb belegt, ein „Gefühl des Beißens" auf der Zunge

Dosierung
akut: bis zu 3-mal 3 Sprühstöße stündlich
chronisch: 3-mal 3 Sprühstöße täglich
bei Angina pectoris gibt man 20–30 Tropfen auf heißes Wasser
bei Stimmbandproblemen gurgeln mit 40 Tropfen auf ½ Glas Wasser
äußerlich: die Essenz zu gleichen Teilen mit Wasser verdünnt oder direkt als Spray auf die Verletzung

SPAGYRO System

Altersherz
Arthrose
Bluterguss
Durchblutungsstörungen des Gehirns
Durchblutungsstörungen in den Beinen
Elixier des Lebens, Erhöhter Blutdruck
Gelenkschmerzen
Gicht
Haarausfall
Halsschmerzen
Heiserkeit
Herzschwäche
Impfbegleitung
Körperliche Regeneration
Krampfadern – Venenbeschwerden
Magen-Darm-Blutungen
Mandelentzündung
Mundfrisch
Muskelentzündung
Muskelkater
Nach OP Mittel
Nasenbluten
Parodontose
Prellung
Quetschung
Reizhusten
trockener Husten
Rückenschmerzen
Schlaganfall
Sehnenscheidenentzündung
Sportverletzungen
Tinnitus
Ulcus duodeni
Wochenbettdepression
Zahn-Nachbehandlung
Aufbau-Zellrecycling
Basis-Zellrecycling
Mandelentzündung
OP-Mittel
Arthrose
Bewegungsschmerz
Impfen
1. Hilfe Spray
Wachstumsschmerz
Fersensporn

Wirkungen und Modalitäten:
Besserung: durch Bewegung
Verschlimmerung: durch Berührung, abends und in der Nacht

Ähnliche Mittel: Hypericum, Aconitum, Belladonna

Artemisia annua – einjähriger Beifuß

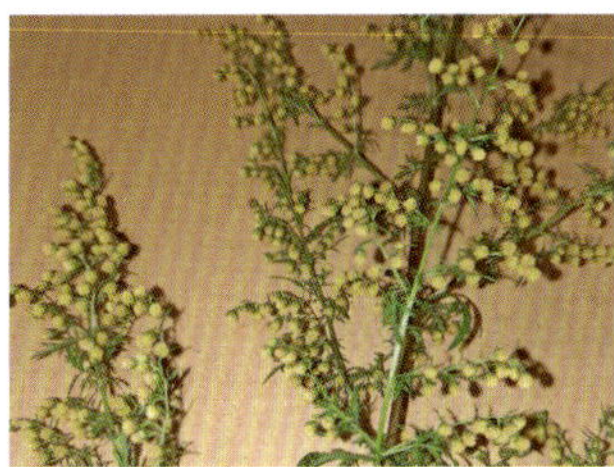

Der Beifuß kann Leben retten (Bundesministerium für Bildung und Forschung).

Anwendungsgebiete

Antivirale Wirkung (Corona-Viren, Max Plank Institut Potsdam) Epstein-Barr-Virus, Hepatitis C, Herpes, Borelliose und vor allem aus der Malaria-Behandlung bekannt; Antibiotische Wirkung (Antibiotikaresistente Keime), Helicobakter Pylori; juckende Bläschen, Akne, Pilzerkrankungen, Fußpilz; Fieber, Atemwegserkrankungen, Herz-Kreislauferkrankungen, Hämorrhoiden; In der TCM als blutreinigend und hochwirksam gegen Parasiten und andere Infektionserreger bekannt.

SPAGYRO System

Anti-Infekt
Arthrose
Asthma
Ausleitung Borreliose
Begleittherapie bei Chemotherapie
Bleib`s Gsund-Spray – Virenfrei
Bronchialhusten
Darmpilzbefall
Diabetes
Epstein-Barr-Virus
Gürtelrose
Hand-Mund Fuß-Krankheit
Hashimoto-Thyreoiditis
Heiserkeit
Herpes
Insektenstich
Krampfhusten
Magenwohl
Mandelentzündung
Mandelentzündung
Männergrippe
Neurodermitis
Ohrenbeschwerden
Prostatabeschwerden
Reizhusten
Scharlach
Schilddrüsenüberfunktion
Schnupfen akut/wässrig/klar
Spagyro-Winter Na und!
Tinnitus
trockener Husten
unterstützend

Wirkungen und Modalitäten: antiviral, antibakteriell, Apoptose (programmierter Zelltod)

Ähnliche Mittel: Cistus incanus

Avena sativa – Hafer

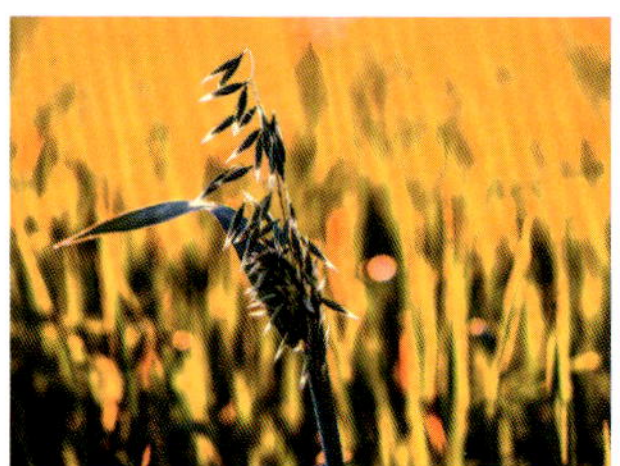

Ein gut wirksames Beruhigungsmittel ohne Gefahr der Gewöhnung. Zum „Aufladen der Batterie" nach Stress, Überarbeitung, Überreizung.

Anwendungsgebiete

Aufbaumittel für Körper, Geist u. Seele, Beruhigungsmittel bei nervösen Reizzuständen sowie Schlaflosigkeit, nervöse Erschöpfung, bringt Kindern erholsamen Schlaf, bei Neigung zu Genussmittelkonsum, Ekstase, Konzentrationsstörungen, die Sexualität ist oft Ursache allgemeiner Schwäche und Erschöpfung – männlich dominiert Wirksam bei Appetitlosigkeit nach Grippe und bei Schlaflosigkeit

Hauptsächliche Anwendung

Beruhigung, Schlaflosigkeit

Krankheitsbild

Zur Neu-Orientierung.

Hilft neue und/oder schwierige Situationen zu überwinden um neue Ressourcen und Potenziale in sich ausfindig zu machen, stärkt die Visualisierung

SPAGYRO System

Einschlafstörungen
Keine nächtliche. Regeneration trotz Schlaf
Körperliche Regeneration
Nervliche Überlastung
Schlaflosigkeit

Zur nächtlichen Regeneration
Träum süß
Ein- und Durchschlafen
Anti-Stress – Ganz-Entspannt

Wirkungen und Modalitäten: beruhigend, schlaffördernd

Ähnliche Mittel: Valeriana

Belladonna – Tollkirsche

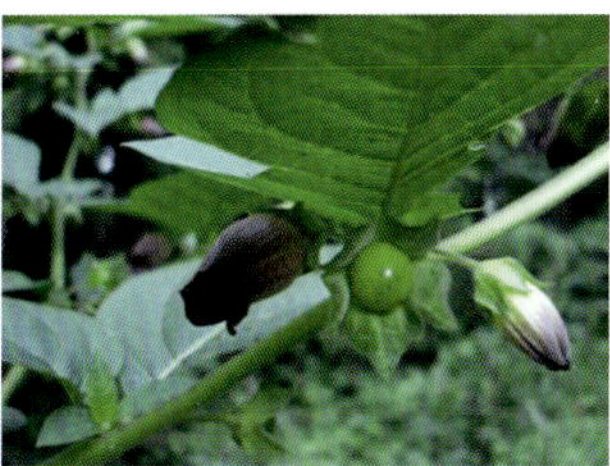

Akutmittel für Erkrankungen mit hochrotem und feuchten Kopf.

Anwendungsgebiete
heiß und feucht, plötzlich, mit voller Stärke einsetzender Krankheitsbeginn, Blutandrang zum Kopf, Gesicht hochrot, Unruhe nicht durch Angst sondern infolge der Delirien, Krämpfe und krampfartige Zustände, Migräne und Neuralgien, Magenkrämpfe, Scharlach, aktiver Erregungszustand, bringt Entzündungen und Schmerzen schneller zum Abklingen und löst Verkrampfungen der Organe und Muskeln, dabei beruhigt sie gleichzeitig das erregte Nervensystem
Hauptsächliche Anwendung
das wichtigste Schmerz- und Fiebermittel der Homöopathie, Spasmolytikum

Krankheitsbild
Gesichtshaut: kräftig rot, rechte Seite bevorzugt
Geschmack: klebrig, verdorben, fad, ekelhaft, faulig, weichlich, süß, säuerlich, Brot schmeckt sauer, salzig, häufig nach dem Essen ein intensiver fauliger Geschmack, beißend, brennend, weiß, auch gelblich belegt, trocken, rot, sehr geschwollen, dunkelrote Pupillen, Spitze und Ränder hellrot, Gefühl an der Zungenspitze als wäre eine Blase vorhanden mit brennendem Schmerz bei Berührung, am vorderen Zungenteil ein Kälteempfinden aber zugleich Trockenheit
Erscheinungsbild der Zunge: Erdbeerzunge

Dosierung
akut: bis zu 3-mal 3 Sprühstöße stündlich
chronisch: 3-mal 3 Sprühstöße täglich
bei Hirnreizerscheinungen D2 bis D6

SPAGYRO System

Asthma
Augen, trockene
Augenentzündungen
Bettnässen
Bindehautreizung
Blasenbeschwerden
Bluterguss
Dreimonatskoliken
Fieber
Gesichts-Neuralgie
Insektenstich, akut
Kopfschmerz/Ursache Kopf
Mandelentzündung
Mandelentzündung Kinder
Mund-, Zahnfleischentzündung
Nasenbluten
Nasennebenhöhlenentzündung
Ohrenbeschwerden
Schlaganfall
Trigeminus-Neuralgie ▶

Halsschmerzen	Verbrennung, Sonnenbrand
Heiserkeit	Wundheilungsfördernd

Wirkungen und Modalitäten: entzündungshemmend, entspannend, krampfstillend
Besserung: Ruhe, Wärme
Verschlimmerung: Berührung, Licht, Erschütterung
Emotionen: gibt Kraft bei Hoffnungslosigkeit

Ähnliche Mittel: Aconitum, Mandragora

Betula alba – Birke

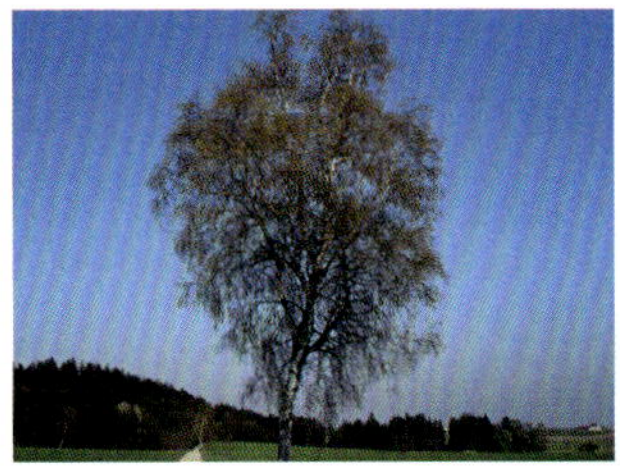

Mildes Nierenmittel, Unterstützt die Intuition.

Anwendungsgebiete
Emotionsmittel, Ausleitungsmittel, nierenaktivierend ohne das Nierenparenchym zu reizen, chronische Nephritis, Arthritis, Flechten und Hautausschläge, Gicht
Hauptsächliche Anwendung
Ausleitungsmittel für die Nieren

Krankheitsbild
Emotional: Innerlich „verschlackt" und seelisch „vergiftet".

Dosierung
als Emotionsmittel: 2–5 Tropfen vor dem Schlafengehen und nach dem Aufstehen
akut: bis zu 3-mal 3 Sprühstöße stündlich
chronisch: 3-mal 3 Sprühstöße täglich
40 Tropfen auf eine Tasse Wasser im Laufe des Tages trinken

SPAGYRO System

Arthrose	Neurodermitis
Aufbaumittel nach Krankheit	Nierensteinleiden
Frühjahrskur	Reizblase
Gelenkschmerzen	Tinnitus
Gicht	Zähneknirschen
Lymphmittel	

Wirkungen und Modalitäten: schweißtreibend, harntreibend, desinfizierend, entzündungshemmend Zum „Lösen und Ausscheiden" von seelischem Ballast; hilft das Lebensrad wieder in Schwung zu bringen, frisch und rein Neues anzupacken. Hilft zu weinen, Gefühle zu benennen und zuzulassen.

Bolus alba Glückselig – Kaolin – Weißer Ton

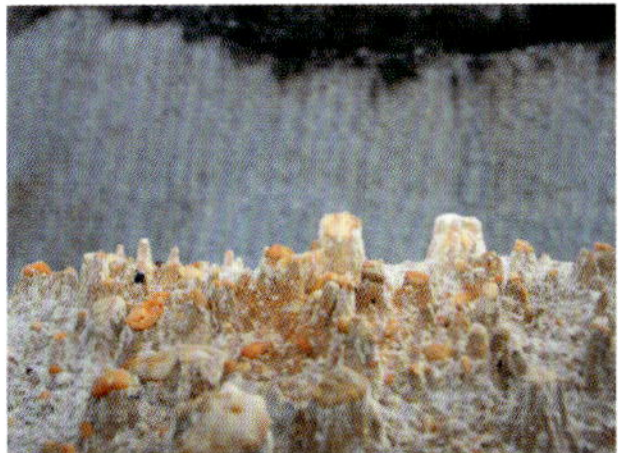

Anwendungsgebiete

Weißer Ton (Kaolinum ponderosum) als arzneiliche Trägersubstanz vermag schädliche Stoffe wie überschüssige Magensäure oder Bakteriengifte aufzunehmen und bei Durchfall den Stuhl einzudicken. (wie medizinische Kohle).

SPAGYRO System

Arthrose
Ausleitung
Bläschen an Mund und Körper
Borreliose
Darmpflege
Durchfall
Impfen
Magenbeschwerden
Magenwohl
Mandelentzündung
Ohrenbeschwerden
Reinigung-Zellrecycling
Schilddrüsenerkrankungen
Schleimhautregeneration
Schwermetallausleitung
Sodbrennen
Übelkeit nach Chemotherapie
Übersäuerung – Antacida

Wirkungen und Modalitäten: Tonsillitis (Mandelentzündung), zu Bindung von Toxinen und überschiessender Magensäure

Bryonia – Zaunrübe

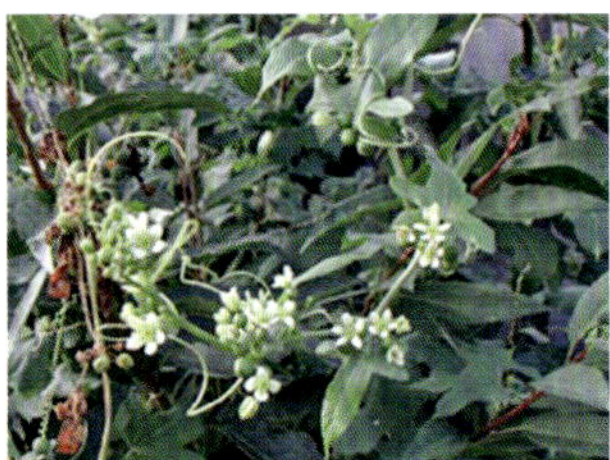

Ein ganz hervorragendes Heilmittel bei akuten Beschwerden der Gelenke, vor allem auch der Muskeln sowie der Bronchien.

Anwendungsgebiete
Trockenheit der Schleimhäute, stechende Schmerzen der Gelenke,
Lumbago, Darmkoliken, Abführmittel, Brechmittel, Diuretikum, Masern, Scharlach
Hauptsächliche Anwendung
Gelenksschmerzen, Rheuma, Gicht, Erkrankungen der serösen Häute

Krankheitsbild
Geschmack: schlecht, fad, süßlich, fast gar keinen, bitterer Geschmack welcher durch kalte Getränke gemildert wird, widerlich, hat keinen Geschmack von der Nahrung, bitterlich im Munde beim Nichtessen
Erscheinungsbild der Zunge: weiß belegt, besonders in der Mitte, aufgesprungen und oft von dunkelbrauner Farbe, Trockenheit im Ganzen wobei die Spitze feucht ist, Zungenspitze zeigt verschiedentlich kleine Blasen
Emotional: Gallig, reizbare Persönlichkeiten, die unbewusste Krankheitsursachen nicht betrachten wollen oder können. Alte Symptome werden durch neue ersetzt
Zahnspezifisch: Trockenheit der Lippen, der gesamten Mundschleimhaut, schmerzhafte Aphten der Kinder; Zahnschmerzen ausgehend von Periodontium und Periost

Dosierung
akut: bis zu 3-mal 3 Sprühstöße stündlich
chronisch: 3-mal 3 Sprühstöße täglich
40 Tropfen auf eine Tasse Wasser, davon 1–2-mal stündlich 1 Esslöffel

SPAGYRO System
Asthma
Bronchialhusten
Fieber
Gelenkschmerzen
Grippe
Gürtelrose
Hautreinigung
Ischias, Rückenbeschwerden
Kopfschmerz untersch. Genese
Kopfschmerz / Emotional
Kopfschmerz / Ursache Kopf
Muskelentzündung
Parodontose
Prellung, Quetschung
Reizdarm
Reizhusten, trockener Husten
Rheuma
Rückenschmerzen
Sehnenscheidenentzündung
Sportverletzungen
Verstopfung
Zur Ergänzung

Wirkungen und Modalitäten: entzündungshemmend, laxierend, ableitend
Besserung: durch Ruhe, starken Druck
Verschlimmerung: durch geringste Bewegung
Hilft die unbewussten Krankheitsursachen zu betrachten

Ähnliche Mittel: Rhus toxicodendron – Gegenspieler

Cannabis sativa – Hanfsamen

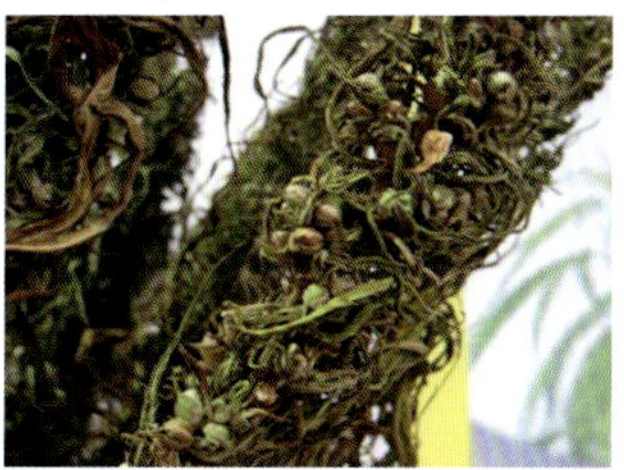

Das beste Schmerzmittel der Spagyrik!!!

Anwendungsgebiete
Schmerzmittel, Verspannungen, Folgen von Drogenkonsum, Übelkeit, Kopfschmerzen, Migräne, Gicht, Ischialgie, Übelkeit nach Chemotherapie, erhöhter Sexualtrieb, Katarrhe des Harnapparats verbunden mit heftigen Blasendrang und Brennen längs der Harnröhre, Nierenschmerzen, Asthma mit zähem grünem Auswurf, zu versuchen bei Augenschwäche im Alter mit Trübungen von Hornhaut, Glaskörper und Linse
Hauptsächliche Anwendung
Verspannung, Kopfschmerzen, Schmerzen

Dosierung
akut: bis zu 3-mal 3 Sprühstöße stündlich
chronisch: 5-mal 3 Sprühstöße täglich
20 Tropfen der Essenz auf eine kleine Tasse Wasser

SPAGYRO System

Augenentzündungen
Ausleitung
Blasenbeschwerden
Bronchialhusten
Depressive Verstimmung
Einschlafstörungen
Gelenkschmerzen
Gesichts-Neuralgie
Gicht
Ischias, Rückenbeschwerden
Kopfschmerz/Emotional
Migräne
Nasennebenhöhlenentzündung
Nervenschmerzen
Neurodermitis
Nierenfunktionsschwäche
Regeneration von Nerven
Restless-legs-Mischung
Rheuma
Rückenschmerzen
Schmerzen allgemein
Trigeminus-Neuralgie ▶

Körperliche Regeneration	Übelkeit nach Chemotherapie
Mental fit im Alter	

Wirkungen und Modalitäten: schmerzlindernd, sinnvolle Anwendung möglich, wo der „Schmerz-Teufelskreis" gebrochen werden soll
Verschlimmerung: Folge von Luftzug
Emotional: Beständige Angst, verrückt zu werden; verträumt, hilft Menschen, die von Schmerzen verwirrt und betäubt sind, wieder klarer zu werden, Cannabis in spagyrischer Form eröffnet neue Türen beim Drogenentzug

Cardiospermum – Ballonpflanze, Herzsamen

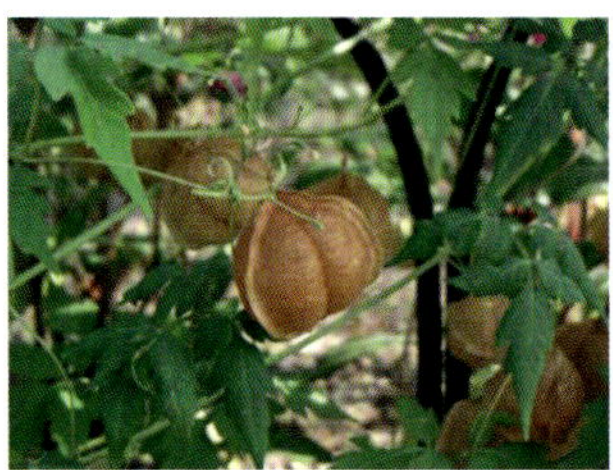

Cortisonähnliche Wirkung.

Anwendungsgebiete
„Spagyrisches Cortison"
entzündliche, allergische Hauterkrankungen, Ekzeme, Hautjucken, Insektenstiche, Urticaria
rheumatischer Formenkreis, Atemwege, Cardiospermum bewirkt eine Verringerung entzündlicher Reizzustände, besonders wenn sie sich im Bereich der Gelenke oder auf der Haut abspielen
Hauptsächliche Anwendung
Rheumatismus und verschiedene entzündliche Gelenkerkrankungen (Arthritiden), Arznei- und Waschmittelausschläge, Insektenstiche und Verbrennungen ersten Grades

Dosierung
akut: bis zu 3-mal 3 Sprühstöße stündlich
chronisch: 3-mal 3 Sprühstöße täglich
1 Teelöffel auf eine Tasse Wasser

SPAGYRO System

Akne	Insektenstich, akut
Allergische Hautreaktionen	Insektenstich, Nachbehandlung
Arthrose	Neurodermitis
Asthma	Prellung, Quetschung
Augen, trockene	Rheuma
Ausleitung Borreliose	Schnupfen allergisch
Bluterguss	Sehnenscheidenentzündung ▶

Fieberblasen	Sonnenallergie
Gelenkschmerzen	Verbrennung, Sonnenbrand
Hautausschlag	Windpocken
Hautreinigung	Wundheilungsfördernd
Heuschnupfen	Zahn-Nachbehandlung

Wirkungen und Modalitäten: juckreizstillend, antiallergisch, entzündungshemmend, schmerzlindernd
Emotional: hilft Menschen zu unterscheiden und zu erkennen, was gut für sie ist und was nicht

Carduus marianus – Mariendistel

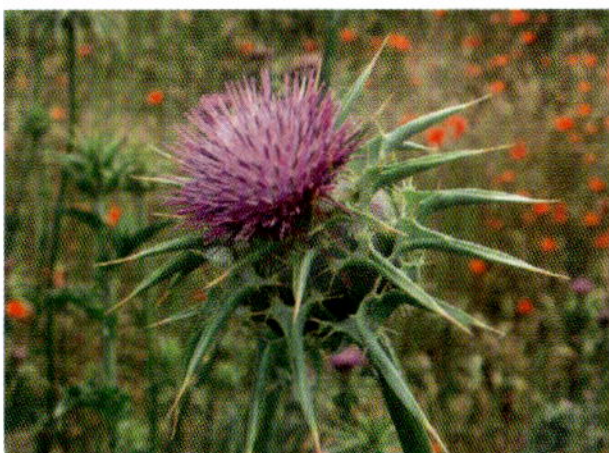

Ein ausgezeichnetes und bewährtes Lebermittel das auch in der klassischen Homöopathie häufig gebraucht wird. „Eröffnet die verstopfte Leber", gegen Wassersucht und Gelbsucht, reinigt auch Niere und Blase.

Anwendungsgebiete

Leber-Gallemittel, der „Schmerz" der Leber ist die Müdigkeit und Traurigkeit, Gallensteinkoliken, lehmfarbiger Stuhl, Gallensteine, Gallenstauung, Gelbsucht, Hämorrhoiden, Krampfadern, Stauungen der Pfortader, Leberzirrhose, Völlegefühl

Hauptsächliche Anwendung

Ausleitung über die Leber und Stauungserkrankungen des Lebersystems

Krankheitsbild

Emotional: Bittere Lebenserfahrungen – Enttäuschungen – die einen bitteren Nachgeschmack hinterlassen

SPAGYRO System

Cholesterinsenker	Krampfadern
Darmpflege	Leberbeschwerden
Darmpilzbefall	Leberglück
Gallenbeschwerden	Spagyrogast
Gelbsucht Neugeborene	Venenbeschwerden
Hämorrhoiden	

Wirkungen und Modalitäten: gallesekretionsfördernd, stauungsmindernd
Besserung: durch Aufsitzen im Bett
Verschlimmerung: Liegen auf der rechten Seite

Ähnliche Mittel: Chelidonium, China

Carum carvi – Kümmel

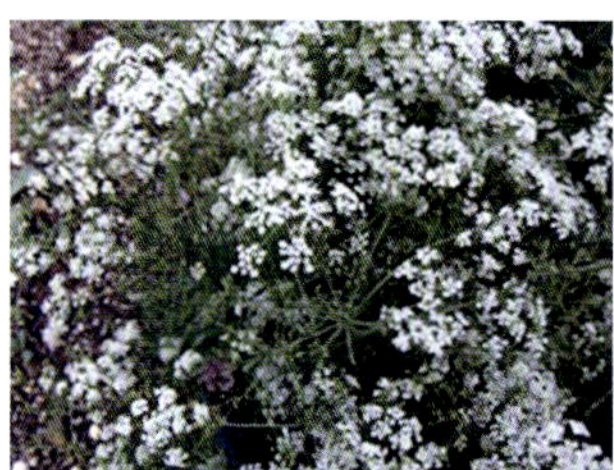

Wunderbares Mittel für stillende Mütter.

Anwendungsgebiete

Emotionsmittel, Magen und Pankreas stärkend, regt die Magensaftsekretion an, reinigt den Darm von krankhaftem Schleim, fördert die Milchsekretion der Stillenden, Blähungen, Völlegefühl, Magenkrämpfe der Kleinkinder

Hauptsächliche Anwendung

Blähungen der Säuglinge und milchanregend für die stillenden Mütter

Krankheitsbild

Emotional: Angespannt und unter Druck stehend durch unbewältigte seelische Eindrücke und Erfahrungen

Dosierung

als Emotionsmittel: 2–5 Tropfen vor dem Schlafengehen und nach dem Aufstehen
akut: bis zu 3-mal 3 Sprühstöße stündlich
chronisch: 3-mal 3 Sprühstöße täglich
40 Tropfen auf eine Tasse Wasser im Laufe des Tages trinken

SPAGYRO System

Bettnässen
Blähungen
Einschlafstörungen
Geschwätzigkeit
Migräne
Schmerzen allgemein
Ulcus duodeni
Zähneknirschen

Wirkungen und Modalitäten: entkrampfend, verdauungsfördernd, antimykotisch, antifungal, entblähend
Zur Verarbeitung und Bewältigung unverträglicher Eindrücke und Erlebnisse, hilft zu entlasten und zu entstauen. Selbstvertrauen in die eigenen Bewältigungsfähigkeiten, Schmerz, Leid oder Schock loslassen können.
Respekt: selbst Respekt finden können und wieder fördern; Akut oder chronisch (auch); als Begleitung zu Therapien, die sehr konfrontativ sein können; Schwarz Magie Opfer, gegen Selbstmitleid

Chamomilla matricaria – Echte Kamille

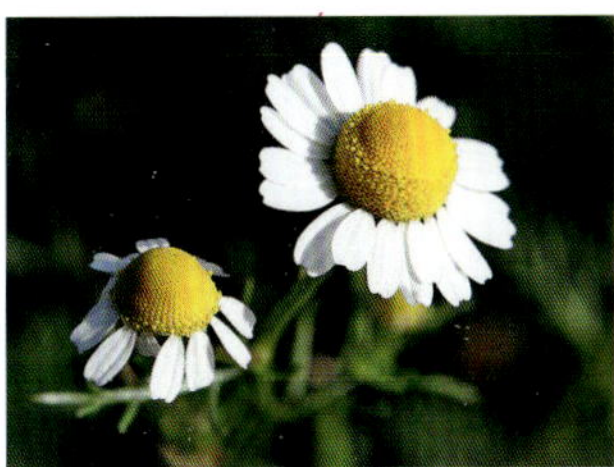

In der klassischen Homöopathie ein häufig verwendetes Heilmittel, vor allem bei Frauen und Kindern.

Anwendungsgebiete

Überempfindlichkeit des Nervensystems mit großer Schmerzempfindlichkeit, große Reizbarkeit, Unruhe, Folge von Ärger, Schreien vor Schmerz, Zahnschmerzen, Lähmungskoliken, Magenkrämpfe, Periodenschmerzen, Stimmbänder, Wundheilung

Durchfall und Magenkrämpfe der Kleinkinder

Hauptsächliche Anwendung

bei allen Arten von Schmerzen und Koliken, Wundheilungsstörungen

Krankheitsbild

Emotional: Für sanfte, empfindsame Menschen, die überreizt und aufgeregt sind; nervöse Anspannungen und Aggressivität, besänftigt.

Zahnspezifisch: Unerträglichkeit von Zahnschmerzen, verzögerte Wundheilung nach Eingriffen, Zahnungsbeschwerden mit Durchfällen, Koliken und Fieber

SPAGYRO System

Angstfrei zum Zahnarzt
Aphthen
Bauchwohl
Blähungen
Brustentzündung
Dreimonatskoliken
Durchfall
Durchfall
Fieberblasen
Gesichts-Neuralgie
Krampfhusten
Magenkrämpfe
Magenmittel,
Mund-, Zahnfleischentzündung,
Nach Antibiotika-Therapie
Nach OP Mittel
Natürliche Geburt
Ohrenbeschwerden
Ohrenschmerzen
OP-Mittel
Periodenbeschwerden
Reizdarm
Schmerzen allgemein
Schnupfen allergisch
Sodbrennen
Sonnenbrand
Spagyrogast
Übelkeit / Erbrechen
Ulcus duodeni
Verbrennungen
Verdauungsbeschwerden
Windeldermatitis
Windpocken
Wundheilungsstörung/-fördernd
Wutanfälle
Zahnen
Zahn-Nachbehandlung
Zahnschmerzen

Wirkungen und Modalitäten: beruhigend, krampflösend, antibakteriell, infektionshemmend, entzündungshemmend
Besserung: durch getragen werden, beim Fasten, durch Aufstehen und Umhergehen, Verschlimmerung: nachts, durch Zorn, nach dem Frühstück

Ähnliche Mittel: Belladonna, Bryonia

Chelidonium majus – Schöllkraut

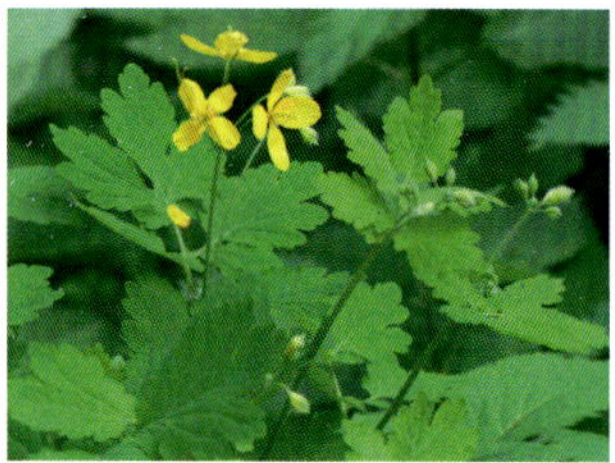

Ein Mittel das für jedes Alter und Geschlecht passen kann. Auffallend ist die stark ausgeprägte Rechtsseitigkeit. Ein Lebermittel ohne das man kaum auskommt.

Anwendungsgebiete
Leber-, Galle-, Warzenmittel; drückender und schneidender Schmerz unter dem rechten Schulterblatt, allg. ist die rechte Seite meist mehr betroffen, dicker gelblicher Zungen Belag, Gicht, Rheuma, Gallensteine, Kopfschmerzen, Übelkeit und Gastritis, Hepatitis, Pfortader Stau, juckende Hauterkrankungen, senkt den Augendruck
Hauptsächliche Anwendung
Leber-, Galle-, Warzenmittel

Krankheitsbild
Emotional: Zu große Verantwortung lastet auf den Schultern, Menschen die zu Zornesausbrüchen neigen, hilft zur inneren Säuberung; Bildet sich ein nicht denken zu können.

SPAGYRO System

Augen, trockene
Ausleitung
Cholesterinsenker
Elixier des Lebens
Gallenbeschwerden
Gicht
Leberbeschwerden
Milchmangel
Milzaktivierung
Osteoporose
Schwangerschaftserbrechen,
Warzen
Aufbau-Zellrecycling
Wachstumsschmerz
Leberglück
Virenfrei

Wirkungen und Modalitäten: leberfunktionsanregend, gallefördernd, antiviral
Besserung: durch Ruhe, beim und nach dem Essen
Verschlimmerung: durch Bewegung, um 4 Uhr morgens und 16 Uhr

China succirubra – Chinarinde

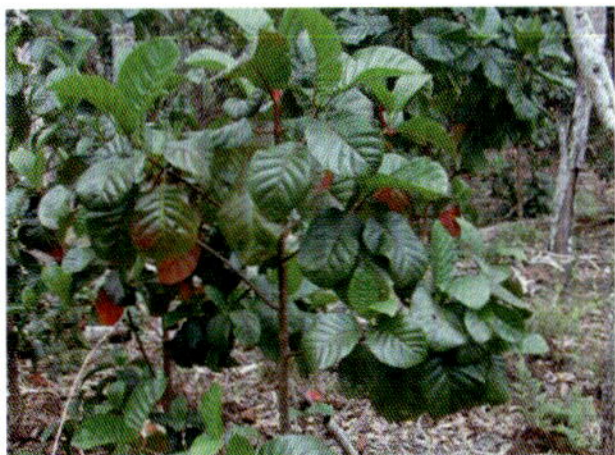

Ein hervorragendes Mittel bei Beschwerden infolge eines Säfte Verlustes.
Mit China hat Hahnemann seine ersten Versuche gemacht, ein „geschichtsträchtiges" Mittel.

Anwendungsgebiete

Kraftlosigkeit nach Säfte Verlust (Durchfälle, Blut, Schweiß, Stillen), alle Organe sind unterernährt und arbeiten infolgedessen minder-wertig, Herz- und Kreislaufschwäche mit kalten Händen und Füßen, harnsaure Diathese, Dyskrasie, Blutungen (innerlich, äußerlich), Anämie, China verbessert die Blutbildung und Blutbeschaffenheit und hat hierbei auch einen Einfluss auf die Milz. China stärkt und baut auf. übermäßiges Schwitzen, Vergrößerte Milz diese ist hart und empfindlich; Schwindel und Ohrensausen, Empfindlichkeit gegen Geräusche und Licht

Hauptsächliche Anwendung

bei Schwächezuständen, Anämien, Magen- und Lebererkrankungen, Fiebermittel

Krankheitsbild

Emotional: Schlaf ist unruhig und schlecht, weil das Tagespensum noch nicht verdaut ist.
Zahnspezifisch: Schwäche nach Säfte Verlust führt zu Kariesbildung, besonders werden Schwangerschaft und Stillzeit.

SPAGYRO System

Anti-Infekt
Asthma
Aufbaumittel n. Krankheit
Aufbau-Zellrecycling
Augen, trockene Augenentzündungen
Basis-Zellrecycling
Begleittherapie bei Chemotherapie
Blasenentzündung
Brechdurchfall
Durchfall
Elixier des Lebens
Erbrechen/Übelkeit
Geistige Erschöpfung
Heiserkeit
Impfbegleitung
Keine nächtl. Regeneration trotz Schlaf
Keuchhusten
Lymphmittel
Mandelentzündung
Oktoberfest-Nachsorge
Reizblase
Resistenzsteigerung
Resistenzsteigerung in Stresssituationen
Säuglingsschnupfen
Schilddrüsenerkrankungen
Schilddrüsenüberfunktion
Schnupfen allergisch
Sonnenbrand
Übelkeit nach Chemotherapie
Verbrennungen
Verdauungsbeschwerden
Wundheilungsstörung/-fördernd
Zur nächtlichen Regeneration

Wirkungen und Modalitäten: stärkend, immunregulierend, vegetativ stabilisierend
Besserung: durch starken Druck
Verschlimmerung: durch geringste Berührung, frische Luft

Cimicifuga – Wanzenkraut

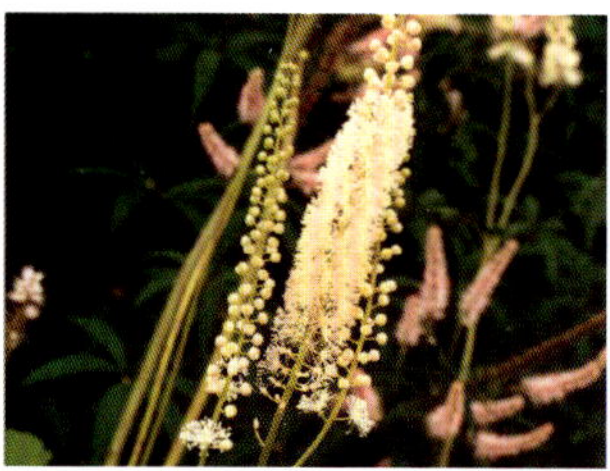

Frauenmittel bei neuralgischen, rheumatisch-klimakterischen Beschwerden mit ausgesprochen antidepressiver Wirkung.

Anwendungsgebiete
Frauenmittel, östrogenähnliche Wirkung, regulierend auf den Hormonhaushalt, harnsaure Diathese, Neuropathie, Beschwerden gehen meist von Störungen der weiblichen Geschlechtsorgane aus, seelische und körperliche Schmerzen wechseln, Hysterie, PMS; Entzündungen der kleinen Gelenke, Myalgien, Dysmenorrhoe; Neuralgien, Ohrensausen, Kopfschmerz vom Nacken in die Augen (Migräne)
Hauptsächliche Anwendung
Wechseljahrbeschwerden, starke Monatsblutung, hormonbedingte Frauenerkrankungen

Krankheitsbild
Emotional: Energiestau im Kopf führt zu Unwohlsein und Kopfschmerzen, wenn körperliche Schmerzen die Psyche beeinträchtigen

SPAGYRO System

Anti-Aging für die Frau
Pubertät Mädchen
Schwangerschaftserbrechen
Wechseljahrbeschwerden

Wirkungen und Modalitäten: hormonausgleichend, schmerzstillend
Besserung: Wärme, Essen
Verschlimmerung: morgens, Kälte, geringste Bewegung

Cistus incanus – Graubehaarte Zistrose

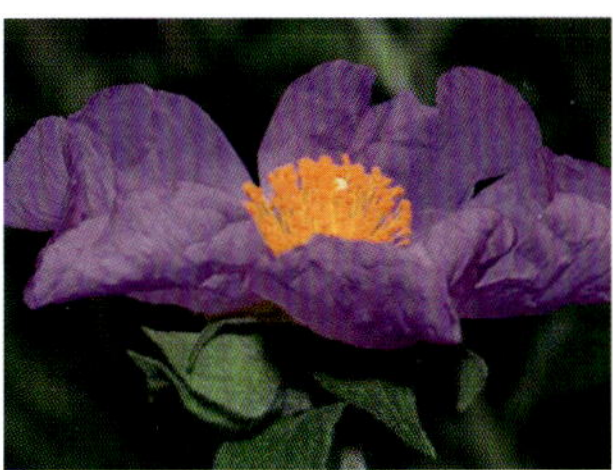

Bekämpft Viren

Anwendungsgebiete
wichtigstes Grippe- und Erkältungsmittel bei allen viralen Erkrankungen, Angina, Grippe, grippaler Infekt, Lymphdrüsenschwellung, Verbesserung der Immunlage, wirksam bei Pilz- u. bakteriellen Erkrankungen, Herpes, HBV-Infekten, Trockenheit in Mund, Rachen und Kehlkopf
Hauptsächliche Anwendung
bei allen viralen Erkrankungen

Dosierung
akut: bis zu 3-mal 3 Sprühstöße stündlich
chronisch: 3-mal 3 Sprühstöße täglich
3-mal 10–15 Tropfen auf 1 Teelöffel Wasser

SPAGYRO System

Allergische Hautreaktionen
Anti-Infekt
Aphthen
Asthma
Ausleitung
Ausleitung Borreliose
Blasenentzündung
Bronchialhusten
Darmpilzbefall
Entgiftung
Erkältung
Fieber
Fieberblasen
Grippe
Gürtelrose
Halsschmerzen
Herpes
Heuschnupfen
Krampfhusten
Licht im Winter
Mandelentzündung
Mandelentzündung Kinder
Milzaktivierung
Mundfäule / Soor
Mundschleimhautentzündung
Nasennebenhöhlenentzündung
Neurodermitis
Reizhusten, trockener Husten
Schnupfen akut, zäh, grün
Stoffwechselanregung
Warzen
Windpocken

Wirkungen und Modalitäten: immunregulierend, antiviral, antibakteriell

Ähnliche Mittel: Echinacea

Coffea – Kaffeestrauch

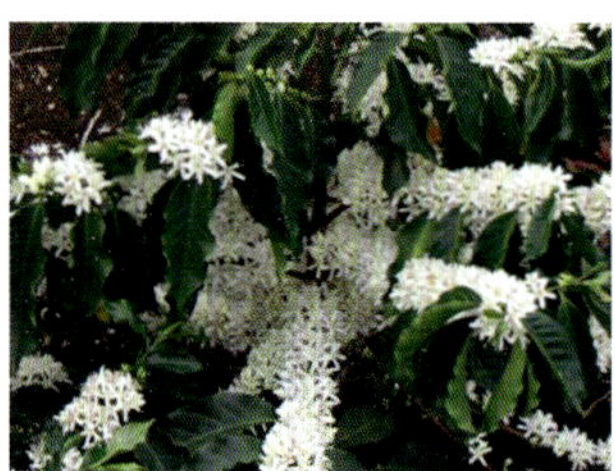

Zur Anregung, als auch zur Dämpfung! Hier zeigt sich große Breite der Spagyrik.

Anwendungsgebiete
alle Sinne überempfindlich, ungewöhnlich geistige und körperliche Lebhaftigkeit, Beschwerden als Folge freudiger Ereignisse, voller Phantasie, Migräne, nervöse Kopfschmerzen, nervöse Herzbeschwerden
Hauptsächliche Anwendung
Störungen des Nervensystems bei Übererregung, Schlaflosigkeit infolge hellwacher Gedanken, Überempfindlichkeit aller Sinne

Dosierung
akut: bis zu 3-mal 3 Sprühstöße stündlich
chronisch: 3-mal 3 Sprühstöße täglich
3-mal täglich 5–15 Tropfen auf 1 Esslöffel Wasser

SPAGYRO System

Alters-Herz
Aufgeht`s – Weitermachen
Bewegungsdrang
Burn-out-Syndrom
Dreimonatskoliken
Durchblutungsstörungen Gehirn
Einschlafstörungen
Erhöhter Blutdruck
Flugangst
Frühjahrskur
Hypotonie
Licht im Winter
Mental fit im Alter
Nervliche Überlastung
Nervöse Herzbeschwerden
Nervöse Unruhe, Spannungsz.
Schlaflosigkeit
Schnarchfrei-Spray
Sodbrennen

Wirkungen und Modalitäten: appetitanregend, stärkt die Sehkraft
Verschlimmerung: durch Lärm, Gerüche, Kälte, nachts
Geschmack: verändert, wie nach Haselnüssen, nach Mandeln, süßlich, bitter
Emotional: Anregende Wirkung auf die mentalen Fähigkeiten, klärt die gedanklichen Vorgänge und Zusammenhänge

Ähnliche Mittel: Avena sativa, Belladonna, Humulus, Hypericum, Piper methysticum

Citrullus colocynthis Glückselig – Koloquinte

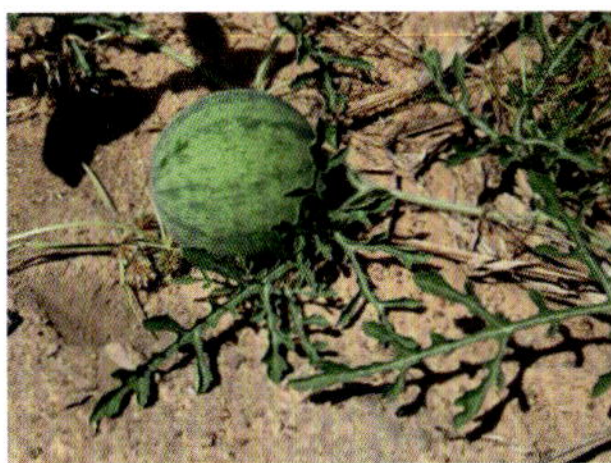

Hauptmittel bei Koliken und neuralgischen Erkrankungen.

Anwendungsgebiete
Schmerzhafte Krämpfe des Magen-Darm-Kanals, des Gallensystems, der Harnorgane, Nervenentzündungen und Nervenschmerzen, besonders des Gesichts, Ischias Schmerz, Gicht, Rheumatismus und Neuralgien, Taubheitsgefühl, Nieren- und Gallenkolik, als Drastikum (Abführmittel) zur Darmentleerung, Nervenmittel, vor allem bei Läsionen des Nervus trigeminus, sie dämpft Neuralgien im Bereich Kopf, Gesicht, Auge und Ohr
Hauptsächliche Anwendung
alle Arten von Kolikschmerzen, Bauch- und Unterleibskoliken

Krankheitsbild
Geschmack: bitter, intensiv, ekelhaft, bitter nach Speisen und Getränken, seltener faulig oder metallisch, Salzgeschmack des Schleims, pappig
Erscheinungsbild der Zunge: rot, weiß oder gelb belegt, roh, brennen an der Spitze, empfinden als sei die Zunge verbrüht

Dosierung
akut: bis zu 3-mal 3 Sprühstöße stündlich
chronisch: 3-mal 3 Sprühstöße täglich
10–15 Tropfen auf eine Tasse Wasser, davon 2–3-mal stündlich 1 Tee- bis Esslöffel einnehmen

SPAGYRO System

Blähungen
Brechdurchfall Kinder
Durchfall
Einschlafstörungen
Entgiftung
Gelenkschmerzen
Gesichts-Neuralgie
Ischias, Rückenbeschwerden
Kopfschmerz/Emotional
Leberbeschwerden
Magen-Darm-Blutungen
Magenkrämpfe
Nervenschmerzen
Nierenfunktionsschwäche
Nierensteinleiden
Periodenbeschwerden
PMS-Syndrom
Reizdarm
Rheuma
Rückenschmerzen
Schlaganfall
Schmerzen allgemein
Trigeminus-Neuralgie
Verdauungsbeschwerden
Verstopfung
Zahnen

Wirkungen und Modalitäten: krampflindernd
Besserung: durch Zusammenkrümmen, starken Druck, Wärme
Verschlimmerung: durch psychische Erregung (Ärger, Zorn usw.), nachts
Emotional: hilft durch Schock oder Überanstrengung ausgelaugte und erschöpfte Menschen zu stärken. Wirkt ausgleichend bei Überativität.

Ähnliche Mittel: Aconitum, Gelsemium, Chamomilla

Convallaria majalis Glückselig – Maiglöckchen

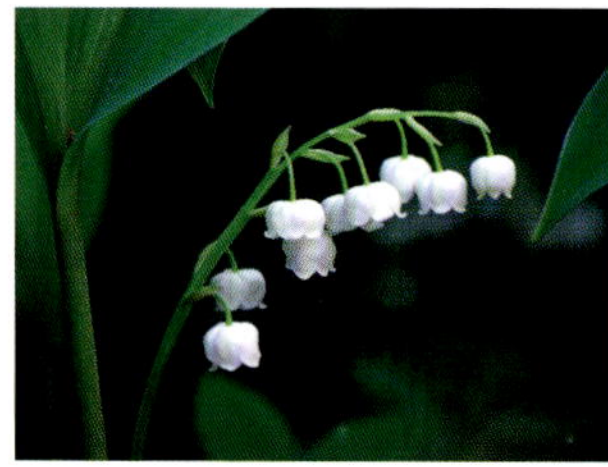

tonisierend für Herz- und Kreislauf

Anwendungsgebiete
Atemnot bei kleineren Anstrengungen, Herzleiden, Herzklopfen, chronische und akute Herzklappenfehler, Stauungen, Ödeme, schwacher und aussetzender Puls, Nikotinvergiftung. Das Maiglöckchen wird in der Spagyrik wie Digitalis als Herzmittel und Augenmittel angewandt.
Kann zur Geburtseinleitung verwendet werden.
Hauptsächliche Anwendung
Herzmittel

Krankheitsbild
Emotional: gibt Klarheit und erleichtert das Gemüt

SPAGYRO System

Altersherz
Herzentzündung
Herzschwäche
Herzstärkend nach Infarkt
Nervöse Herzbeschwerden

Wirkungen und Modalitäten: Atemnot bei kleinen Anstrengungen

Ähnliche Mittel: Digitalis

Crataegus – Weißdorn

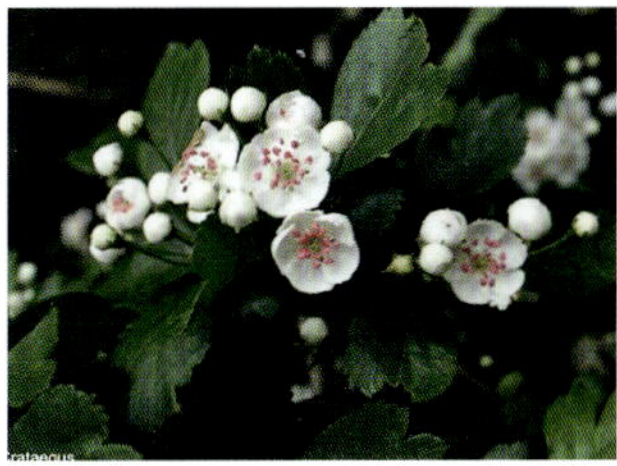

Crataegus ist eine gut geprüfte und sicher wirksame Heilpflanze. Sie muss über einen längeren Zeitraum eingenommen werden.

Anwendungsgebiete
Herz- und Kreislaufschwäche im Alter und bei Infektionskrankheiten, Druck und Beklemmungsgefühl in der Herzgegend, wenn die Herzschwäche auf Arteriosklerose beruht, krampfartige Herzschmerzen, Angina pectoris, Herzschwäche
Hauptsächliche Anwendung
Altersherz, Kreislaufstörungen, nachlassende Leistungsfähigkeit des Herzens

Dosierung
akut: bis zu 3-mal 3 Sprühstöße stündlich
chronisch: 3-mal 3 Sprühstöße täglich
10–20 Tropfen auf 1 Esslöffel Wasser mehrmals am Tag einnehmen

SPAGYRO System

Alters-Herz
Erhöhter Blutdruck
Erkältung
Herzrhythmusstörungen
Herzschwäche
Hypotonie
Körperliche Regeneration
Krampfadern, Venenbeschw.
Mental fit im Alter
Nervöse Herzbeschwerden
Stoffwechselanregung
Tinnitus

Wirkungen und Modalitäten: herzstärkend, blutdruckregulierend, kreislauffördernd
Emotional: Für Nachtschwärmer, um die unüberwindliche Müdigkeit zu besiegen

Ähnliche Mittel: Ginkgo biloba, Convallaria

Cuprum sulfuricum Glückselig – Kupfer sulfat

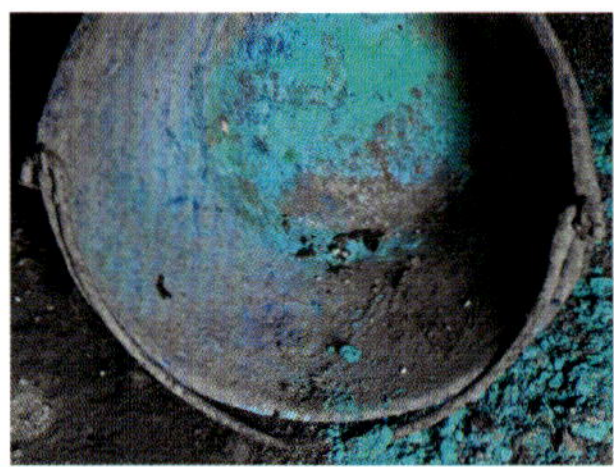

Krampfmittel

Anwendungsgebiete
Spasmodisches Asthma; bei Krämpfen der Muskulatur und bei nächtlichem Krampfhusten angewandt; Geistige und körperliche Erschöpfung durch Überanstrengung oder durch Schlafmangel, Das Kupfer ist in der Spagyrik das Metall der Venus. Daraus hergestellte Zubereitungen vermitteln dem Menschen daher Venuskräfte. Gerne wird Kupfer mit Venuspflanzen kombiniert (konjugiert); eine Venuspflanze im Sinn der Spagyrik ist z. B. die Echte Goldrute. Die Venusorgane des Menschen sind in erster Linie die Nieren. Wird in der Spagyrik Kupfersulfat verwendet, so kann die Schwefelkomponente die Wirkung auf den Wärmehaushalt und den Stoffwechsel lenken.
Hauptsächliche Anwendung
Krämpfe, Hustenkrämpfe

SPAGYRO System

Anti-Stress
Durchblutungsstörungen in den Beinen
Erhöhter Blutdruck
Gallensteine
Herzentzündung
Husten
Ischias
Keuchhusten
Krampfhusten
Muskelkrampf
Nierenglück
Nierensteinleiden
Prostatabeschwerden
Reizhusten
Rückenbeschwerden
Schnarchfrei-Spray

Wirkungen und Modalitäten: spasmolytisch, entspannend auf die glatte und quergestreifte Muskulatur

Cynara scolymus – Artischocke

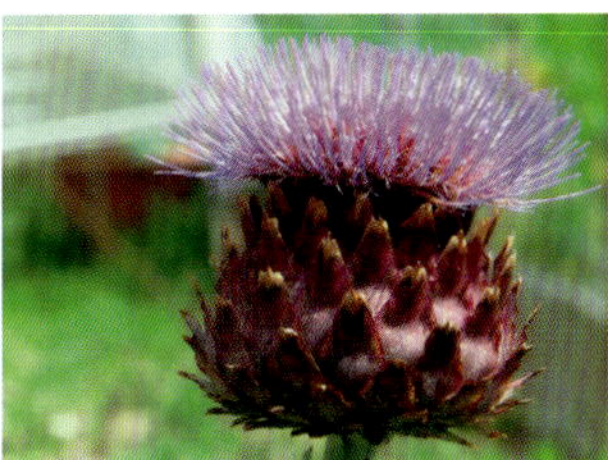

Leber- und Gallemittel

Anwendungsgebiete
Leber- und Gallemittel, Leberentzündung, Leberentgiftung, Nervenschmerzen, erhöhte Cholesterinwerte
Hauptsächliche Anwendung
Lebermittel, Galle- u. Nierenbeschwerden

Krankheitsbild
Emotional: Bringt wieder in Fluss, was sich durch bittere Gedankengänge oder Unfreiheit ins Stocken geraten ist. Wirkt befreiend, entstauend und entgiftend.

SPAGYRO System

Cholesterinsenker
Diabetes
Fit und Schlank
Gelbsucht Neugeborene
Leberbeschwerden
Stoffwechselanregung
unterstützend

Wirkungen und Modalitäten: leberschützend, leberfunktionsanregend, gallesekretionsfördernd, cholesterinspiegelsenkend, harntreibend

Ähnliche Mittel: Carduus

Digitalis purpurea Glückselig – Roter Fingerhut

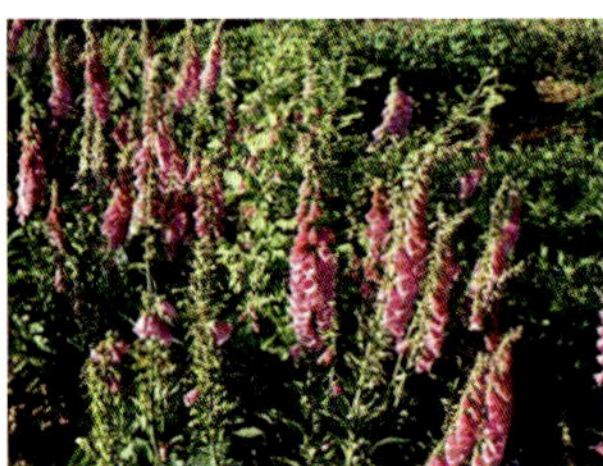

Dieses Herzmittel wird wieder für die Therapie neu entdeckt.

Anwendungsgebiete

Herz- und Gefäßmittel, Atemnot und Angst bei verlangsamtem oder unregelmäßigem vollen Puls, Ödeme und Stauungen in Lunge, Leber, Niere, Erstickungsanfälle mit oft blutigem Auswurf, Herzstiche, Unruhe, Erregung, Schwindel, Migräne, Schlaflosigkeit, große Erschöpfung, kalter Schweiß, Cyanose, Harn vermindert, dunkel, trüb

Hauptsächliche Anwendung

Herzerkrankungen mit verlangsamtem Puls

Krankheitsbild

Emotional: Angst das Herz könnte aufhören zu schlagen. Dieses Gefühl bedingt Mutlosigkeit, Niedergeschlagenheit und wieder Angst. Steht stets im Zustand starker Erregung, schläft schlecht und unruhig, wird von Angstträumen gequält.

Dosierung

akut: bis zu 3-mal 3 Sprühstöße stündlich
chronisch: 3-mal 3 Sprühstöße

SPAGYRO System

Alters-Herz
Angst mit Herzstiche
Entsäuerung Herzmuskel
Herzstärkend nach Infarkt
Prostatabeschwerden

Wirkungen und Modalitäten: herzkraftregulierend

Dioscorea villosa – Yamswurzel

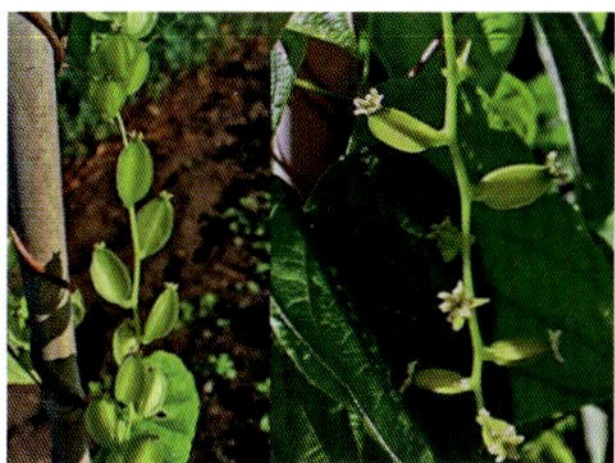

Nicht nur als Hormonersatz wirksam.

Anwendungsgebiete
Frauenmittel, progesteronähnliche Wirkstoffe, hormonell ausgleichend, PMS, Wechseljahre, Kinderlosigkeit, Angina pectoris, Magenmittel, Darmkoliken, Hexenschuss, Rheuma, Nervenschmerzen
Hauptsächliche Anwendung
PMS, Wechseljahrbeschwerden, Kinderlosigkeit

Dosierung
akut: bis zu 3-mal 3 Sprühstöße stündlich
chronisch: 3-mal 3 Sprühstöße täglich
5–15 Tropfen auf eine Tasse Wasser

SPAGYRO System

Erbrechen/Übelkeit
Gelenkschmerzen
Magenkrämpfe
Migräne
Muskelkater
Nervenschmerzen
Rheuma

Wirkungen und Modalitäten: krampflösend, entzündungshemmend, hormonell ausgleichend
Emotional: löst unbewusste Blockaden der glatten Muskulatur und des peripheren Nervensystems

Dipsacus silvestris – Wilde Karde

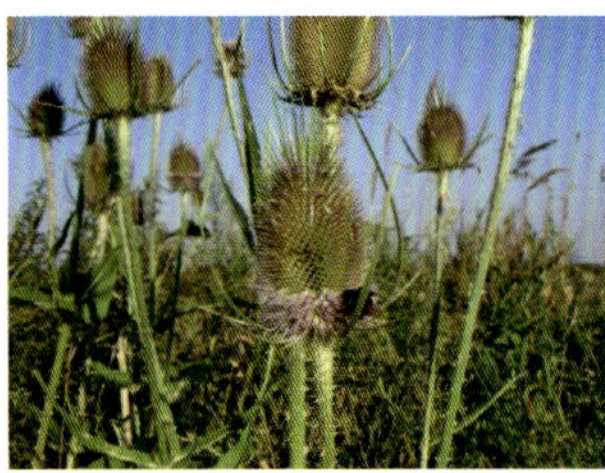

Eines der wichtigsten Mittel bei Borreliose.

Anwendungsgebiete
Gicht, Arthritis, Rheuma, Wassersucht, Gelbsucht, Gallenbeschwerden, Hauterkrankungen, Akne und Akne ähnlicher Erkrankungen, Warzen und Fisteln, Borreliose
Hauptsächliche Anwendung
Ausleitung, unterstützend zur Borreliose-Therapie

Dosierung
akut: bis zu 3-mal 3 Sprühstöße stündlich
chronisch: 3-mal 3 Sprühstöße täglich
5–15 Tropfen auf eine Tasse Wasser

SPAGYRO System
Ausleitung Borreliose

Wirkungen und Modalitäten: entgiftend

Drosera – Sonnentau

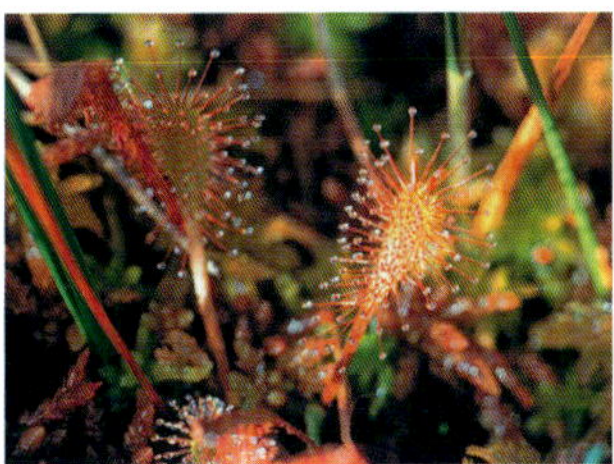

Fleischfressende Pflanze die Enzyme ausschüttet, die alles was hart ist auflöst. Hustenmittel, seit Jahrzehnten bewährt. Als Hochpotenz sehr schwierig zu handhaben (darf nicht wiederholt werden).

Anwendungsgebiete
krampfartige Hustenanfälle mit wenig Auswurf, Keuchhusten schlimmer nachts, Husten mit Erbrechen, Krupphusten, Keuchhusten, besonders hilfreich ist Drosera, wenn es sich um anfallsweisen Husten handelt (auch nachts) und wenn er sich krampfhaft und keuchend zeigt. Als Unterstützungsmittel bei Asthma bronchiale wird Drosera mit gutem Erfolg eingesetzt. Rheumatismus.
Hauptsächliche Anwendung
Husten mit krampfartiger Komponente

Krankheitsbild
Emotional: Wichtiges Mittel der Kommunikation.
Sprechen in Liebe, damit man tiefe Ängste äußern kann, etwas was einem schon lange auf der Seele liegt.
Menschen die mit der Wahrheit ans Licht kommen wollen.
Bei beruflich und privat schwerwiegenden Veränderungen.

SPAGYRO System

Gefühle zulassen
Heiserkeit
Husten
Keuchhusten
Krampfhusten
„Lagerkoller“
Männergrippe
Reizhusten
Reizhusten
trockener Husten

Wirkungen und Modalitäten: hustenreizstillend, schleimlösend, blutreinigend
Besserung: durch Aufsitzen, kalte Luft
Verschlimmerung: beim Hinlegen, nach Mitternacht

Ähnliche Mittel: Belladonna, Cuprum

Dryopteris filix-mas Glückselig – Wurmfarn

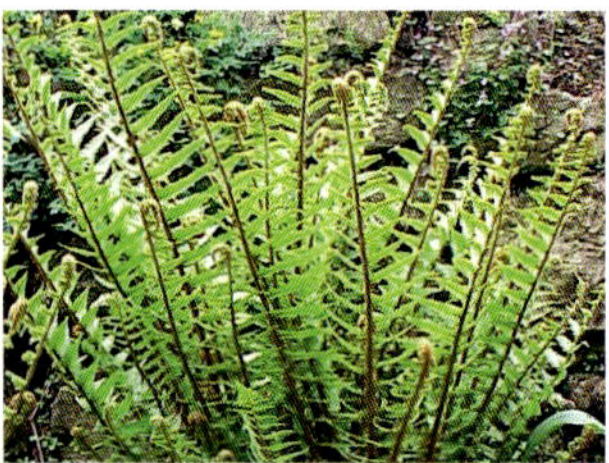

Stoffwechselmittel

Anwendungsgebiete
In der Spagyrik ist der Wurmfarn dem Saturn zugeordnet. Saturn ist symbolisch zu verstehen. Der Begriff weist auf kühlende, entzündungshemmende und beruhigende Eigenschaften hin. Saturn dämpft überschießende Prozesse. Dies können Drüsen-, Stoffwechselprozesse, Entzündungen oder Spasmen sein.
Schwindel, Benommenheit, Ohnmacht, zunehmende Sehschwäche, Erbrechen, Durchfälle
Hauptsächliche Anwendung
Wurmmittel, alle überschießende Prozesse, Schwindel

SPAGYRO System

Impfbegleitung	Wurmmittel

Wirkungen und Modalitäten: Ohnmachtsanfälle, Kreislaufschwäche

Echinacea angustifolia – Kegelblume, Sonnenhut

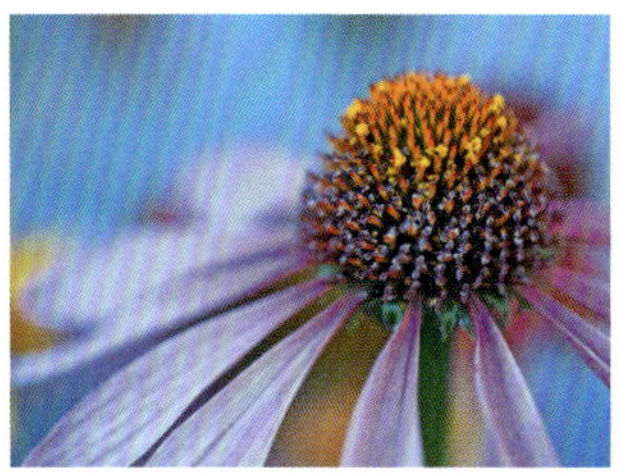

fördert die Immunkompetenz

Anwendungsgebiete
septische Zustände mit Schwäche und Zerschlagenheitsgefühl, Entzündungen werden besser abgebaut und damit Beschwerden schnell gelindert. Entzündungsmittel, immunregulierend bei Infektionskrankheiten und Abwehrschwäche, Allergien, Abszesse, Eiterungen, Furunkel, Durchfall, Blinddarmentzündung, lindert Herzschwäche und „Denkträgheit"
Hauptsächliche Anwendung
zur Umstimmung u. Steigerung der Abwehrleistung gegen Infektionen

Krankheitsbild
Emotional: Abgrenzung und Integrität, gibt Mut sich den eigenen Emotionen zu stellen, gibt Kraft für die inneren, seelischen Prozesse

Dosierung
akut: bis zu 6-mal stdl. 3 Sprühstöße
chronisch: 5-mal 3 Sprühstöße
stündlich und häufiger 10–20 Tropfen
30 Tropfen auf ½ Tasse Wasser zum Gurgeln
äußerlich: als 15%ige Salbe

SPAGYRO System

Anti-Infekt
Asthma
Augenentzündungen
Blasenentzündung
Geistige Erschöpfung
Heiserkeit
Impfbegleitung
Impfen
Keuchhusten
Lymphmittel
Mandelentzündung
Reizblase
Resistenzsteigerung
Resistenzsteigerung in Stresssituationen
Säuglingsschnupfen
Schnupfen allergisch
Verbrennungen, Sonnenbrand
Wundheilungsstörung/-fördernd
Zellrecycling-Aufbau

Wirkungen und Modalitäten: resistenzfördernd, entzündungshemmend, antiseptisch
Verschlimmerung: Essen, körperliche und geistige Anstrengung

Ähnliche Mittel: Eupatorium, Thuja, Cistus incanus

Eleutherococcus senticosus – Taigawurzel

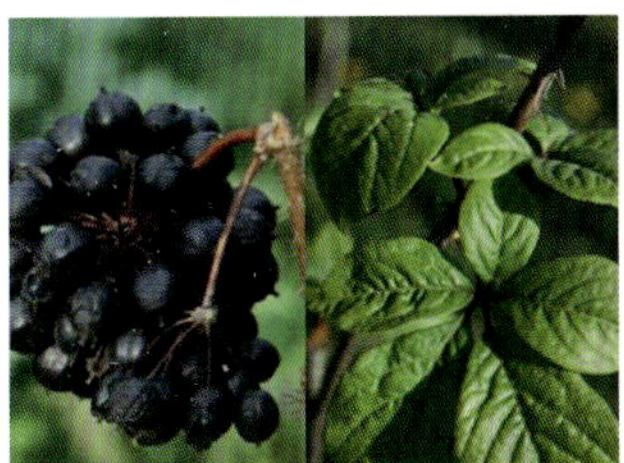

Eleutherococcus ist aus der Phytotherapie nicht mehr wegzudenken. Durch die spagyrische Aufbereitung scheint die Wirkung noch verstärkt zu sein.

Anwendungsgebiete
Aufbaumittel in Stresssituationen, verbessert die Leistungsfähigkeit, verbessert die Durchblutung, tonisiert die Nierenenergie, der Körper verarbeitet den Stress besser, Hypotonie, Senkung des Gesamtcholesterins

Hauptsächliche Anwendung
zur Erhöhung der Konzentrations-, Reaktions- und Leistungsfähigkeit, Jetlag

Dosierung
akut: bis zu 3-mal 3 Sprühstöße stündlich
chronisch: 3-mal 3 Sprühstöße täglich
3–4-mal täglich 5–15 Tropfen auf Wasser

SPAGYRO System

Abschalten, Ankommen
ADHS
Aufbaumittel nach Krankheit
Bronchialhusten
Burn-out-Syndrom
Denkanstoß
Depressive Verstimmung
Durchsetzungsfreude
Energieflussmischung
Erhöhter Blutdruck
Flugangst
Gefühle zulassen
Geistige Erschöpfung
Hypotonie
Keine Regeneration trotz Schlaf
Konzentration aufs Wesentliche
Licht im Winter
Loslassmischung
Mischung zum Standhaftbleiben
Nervöse Unruhe, Spannungsz.
Regeneration von Nerven
Resistenzsteigerung
Resistenzsteigerung bei Stress
Restless-legs-Mischung
Ruhe und Konzentration
Schüchtern
Schulstress
Seelische Verhärtung
Stärkung der Willenskraft
Trennungsmittel
Wetterfühligkeit

Wirkungen und Modalitäten: aufbauend, resistenzfördernd, antiviral, blutzuckersenkend
Emotional: sollte während schwierigen Lebensphasen verabreicht werden (z.B. bei Scheidungen, langwierigen Prozessen und Konflikten, innerem persönlichen Hadern auf chronische Weise), denn solche Situationen schwächen indirekt das Neurovegetativum und das Immunsystem und machen den Menschen anfällig für Entzündungsprozesse oder Parasitenvermehrung (psychisch-körperlicher Zusammenhang). Für den modernen Menschen bei Veränderungen, Neuorientierungen, anstrengenden Reisen, Jetlag, neuen Einsichten

Ähnliche Mittel: Ginseng

Equisetum arvense – Zinnkraut, Ackerschachtelhalm

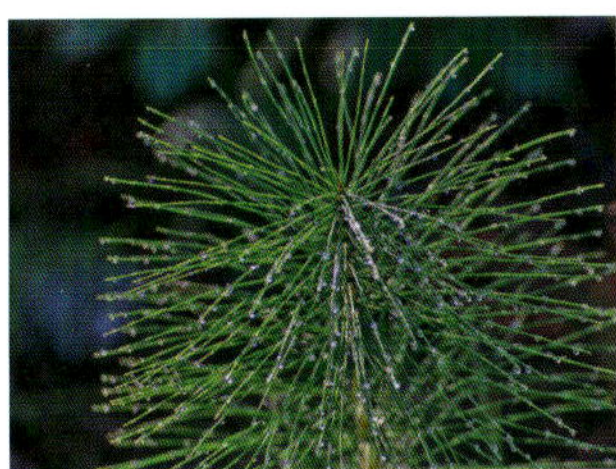

Anwendungsgebiete

Wundes Gefühl in der Blase und brennen am Schluss des Urinierens, Nieren- und Bindegewebsmittel, häufiger Harndrang, Urin fließt tropfenweise, unwillkürlicher Harndrang, Bettnässen, Cellulitis Ausleitungsmittel, Entgiftung, Frauenmittel, fördert die Aufnahme von Silicea

SPAGYRO System

Akne
Allergie
Anti-Aging für die Frau
Arthrose
Asthma
Aufbau-Zellrecycling
Ausleitung
Bettnässen
Blasenbeschwerden
Blasenentzündung
Blasenstärkung
Bronchialhusten
Durchblutungsstörungen in den Beinen
Elixier des Lebens
Frühjahrskur
Haarausfall
Hautreinigung
Konzentration aufs Wesentliche
Krampfadern
Lymphmittel
Mundschleimhautentzündung
Neurodermitis
Nierenfunktionsschwäche
Nierenglück
Osteoporose
Parodontose
Prostatabeschwerden
Reizblase
Rosacea
Rückbildungsunterstützung
Stoffwechselanregung
Venenbeschwerden

Wirkungen und Modalitäten: harntreibend, entschlackend
Besserung: beim Hinlegen
Verschlimmerung: Bewegung, Druck, Berührung

Eupatorium perfoliatum – Durchwachsener Wasserhanf

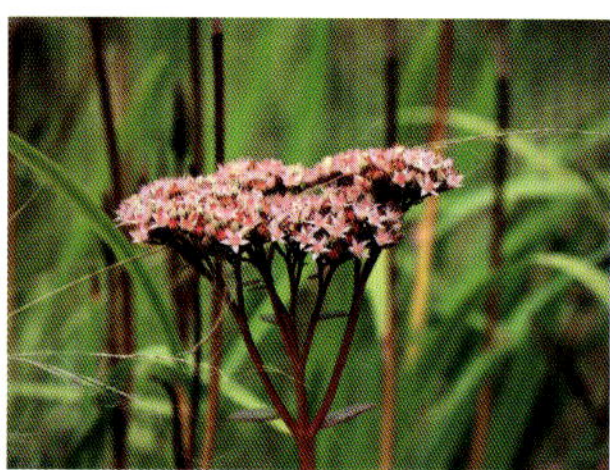

Ein äußerst wirksames Grippemittel mit immunregulierender Wirkung, ähnlich der Echinacea.

Anwendungsgebiete
Zerschlagenheitsgefühl im ganzen Körper, erhebliche Knochenschmerzen bei fieberhaften Erkrankungen, Gelenkschmerzen nach Infekten, Kopfschmerzen, Migräne, Schwindel, Rheuma und Rheuma- ähnliche Zustände, Augenschmerzen, Wechselfieber, wirkt auf die Schleimhäute der Bronchien, Fließschnupfen, Heiserkeit und schmerzhafter Husten grippale Infekte, harntreibend, schweißtreibend, schmerzlindernd, tonisierend, immunstimulierend, notfallmäßig oder bei schnell oder plötzlich auftretenden Symptomen, vielseitige Symptome, Schmerzen, Unwohlsein, diffus und generalisiert (überall verteilt)
Hauptsächliche Anwendung
grippale Infekte die mit großer Schwäche zu tun haben, Kopfschmerzen, Migräne, Schwindel

Krankheitsbild
Emotional: bei Notfällen gut geeignet

SPAGYRO System

Bewegungsschmerz
Erkältung
Fieber
Grippe
Halsschmerzen
Männergrippe
Ohrenschmerzen
Resistenzsteigerung
Virenfrei

Wirkungen und Modalitäten: harmonisierend, ausgleichend zwischen zu trocken und zu feucht, unruhig, ungeduldig, extremer Durst, gelbe trockene Zunge

Ähnliche Mittel: Bryonia, Ferrum phosphoricum

Euphrasia officinalis – Augentrost

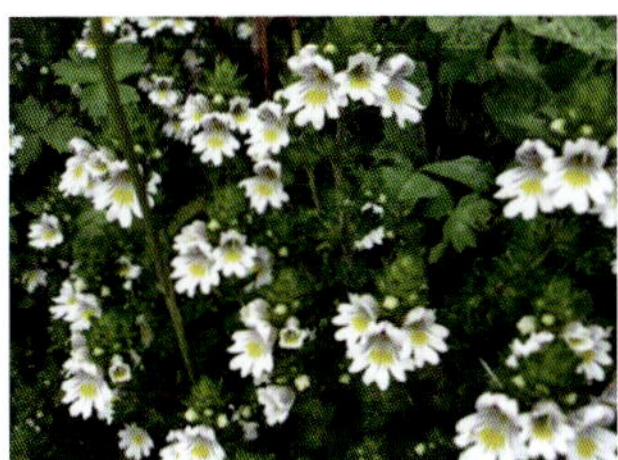

Ein Arzneimittel mit starkem Bezug zu den Augen und sehr sicherer Wirkung.

Anwendungsgebiete
Augen- und Nasenkatarrhe, Lidränder rot, geschwollen, brennend, tränend, lichtscheu, Augen am Morgen verklebt, scharfe Tränen und milder Schnupfen (Allium cepa umgekehrt), Heuschnupfen, Bindehautentzündung, Gerstenkorn, Lichtüberempfindlichkeit, Irritationen durch Kontaktlinsen, Hornhauttrübungen
Hauptsächliche Anwendung
Konjunktivitis, Heuschnupfen, Sinusitis

Dosierung
akut: bis zu 6-mal 3 Sprühstöße stündlich
chronisch: 5-mal 3 Sprühstöße
10–40 Tropfen auf eine Tasse Wasser, davon 2–3 stündlich einen Schluck
äußerlich: 1:2 mit Wasser verdünnt für Umschläge und Augenkompressen

SPAGYRO System

Auf geht`s – Weitermachen
Augen, trockene
Augenentzündungen
Bindehautreizung
Gedankenreiniger
Haarausfall
Heuschnupfen
Nasennebenhöhlenentzündung
Schnupfen akut, zäh, grün
Schnupfen allergisch
Schockmittel
Trauermischung

Wirkungen und Modalitäten: entzündungshemmend, schmerzlindernd
Besserung: in der Dunkelheit
Verschlimmerung: Sonnenlicht, Wärme, Berührung
Emotional: Öffnet die Augen für das Wesentliche im Leben und die Lebensaufgabe.

Ähnliche Mittel: Allium cepa, Hydrastis

Euspongia officinalis Glückselig – Meerschwamm

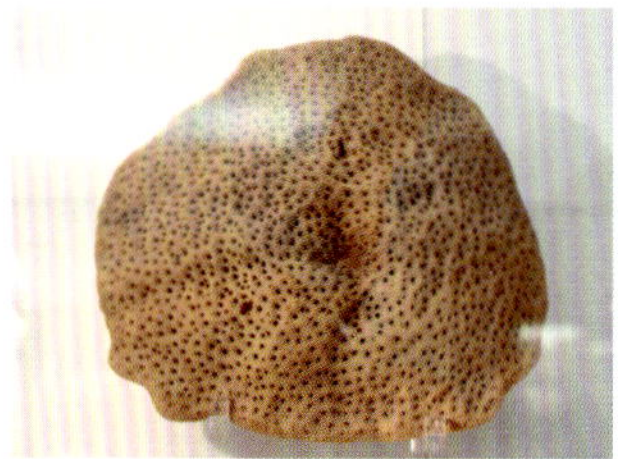

Schilddrüsen- und Rheumamittel

Anwendungsgebiete

Rheumatismus und Schleimhautentzündungen; Diuretikum, Diaphoretikum und als sanftes entzündungs- und schmerzlinderndes Mittel z. B. bei Rheumatismus eingesetzt. Schilddrüsenüberfunktion, Basedowsche Erkrankungen, Kropfbildung, Heiserkeit mit wiederkehrendem trocknem Husten, Herzbeschwerden mit unregelmäßigem schwachem Puls, mit Atemnot und Stichschmerz.

Hauptsächliche Anwendung

akute Infekte der Atemwege, Reizhusten, Heiserkeit, Schilddrüsenerkrankungen

Krankheitsbild

Emotional: Voller Aufregung, ängstlich; Hast, geht auf und ab, findet keine Ruhe; Orientiert sich an starken Persönlichkeiten; Angst vor der Zukunft, lebensmüde; Hilft bei sich zu bleiben, bringt Mut für die Zukunft

SPAGYRO System

Aphrodisiakum für Männer
Herzentzündung
Herzrhythmusstörungen
Herzschwäche
Herzstärkend nach Infarkt
Reizhusten
Schilddrüsenerkrankungen
Schilddrüsenüberfunktion
trockener Husten

Wirkungen und Modalitäten: Entzündungshemmend, schmerzlindernd, hormonregulierend

Filipendula ulmaria Glückselig-Spiraea – Mädesüß

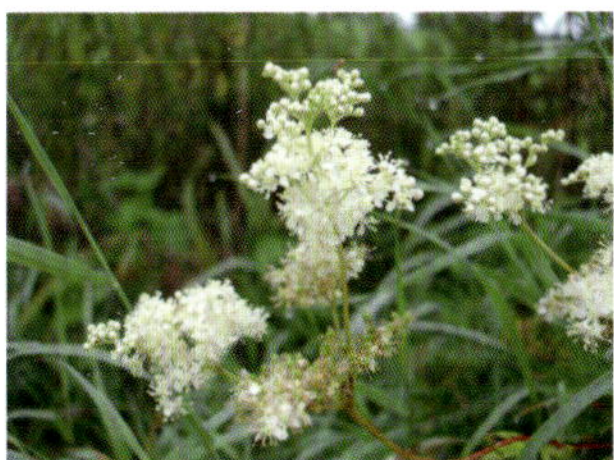

Schleimhautentzündungen, Lymphmittel

Anwendungsgebiete
rheumatische Beschwerden, Schmerzmittel
Rheuma, Gicht, Schleimhautschutz, Blutfließgeschwindigkeit wird erhöht, Herzbeschwerden mit unregelmäßigem Puls, Erkrankungen der Niere und Blase, trüber Urin, entwässert im Unterhautzellgewebe, grippale Infekte, Hautjucken am ganzen Körper – als Ausscheidungsvorgang zu werten
Hauptsächliche Anwendung
rheumatische Beschwerden, Schmerzmittel, Hautjucken

SPAGYRO System

Bindehautreizung
Muskelkrampf
Nierenglück
Oktoberfest-Nachsorge
Parodontose
Reizblase
Schleimhautregeneration
Sehnenscheidenentzündung
Ulcus duodeni
Wachstumsschmerz

Wirkungen und Modalitäten: harntreibend, schweißtreibend, entzündungshemmend, antirheumatisch, schmerzstillend

Gelsemium sempervirens – Wilder Jasmin

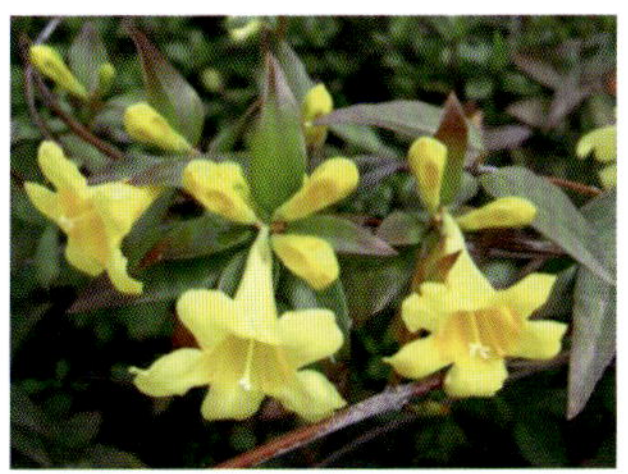

Sehr wichtiges Nervenmittel, eher bei nervösen, sensiblen, eventuell hysterischen Leuten. Prüfungsangst.

Anwendungsgebiete
Nerven-, Schmerz-, Grippemittel, gedunsenes Gesicht, vollkommen benommen, Schlummersucht, plötzlicher, stechender und schießender Schmerz, starke Kopfschmerzen, Migräne, Neuralgien, Läh-

mung der motorischen Nerven, nervöse Erschöpfung, Ängste, Prüfungsangst, schleppende Infektionskrankheiten.

Hauptsächliche Anwendung
die Wirkung konzentriert sich vor allem auf das Nervensystem, Analgetikum bei Kopf- und Nervenschmerzen, wichtiges Grippemittel auch zur Nachbehandlung, Lampenfieber

Dosierung
akut: bis zu 3-mal 3 Sprühstöße stündlich
chronisch: 3-mal 3 Sprühstöße täglich
4-mal täglich 5–15 Tropfen auf 1 Teelöffel Wasser einnehmen

SPAGYRO System

Angst mit Herzstichen
Angstfrei zum Zahnarzt
Aphrodisiakum für Männer
Appetitlosigkeit
Bettnässen
Blasenbeschwerden
Dreimonatskoliken
Durchfall
Einschlafstörungen
Flugangst
Geistige Erschöpfung
Gesichts-Neuralgie
Grippe
Hautreinigung
Heuschnupfen
Impfbegleitung
Kopfschmerz / Ursache Kopf
Migräne
Nervenschmerzen
Nervöse Unruhe, Spannungsz.
Pubertät Jungen
Reisekrankheit
Reizhusten, trockener Husten
Schlafstörungen
Schlaganfall
Schnupfen akut, wässrig, klar
Schockmittel
Schüchtern
Schulstress
Schwangerschaftserbrechen
Schwindel
Trigeminus-Neuralgie

Wirkungen und Modalitäten: beruhigend, schmerzlindernd, regelt den Sympathikus
Besserung: in frischer Luft, durch Abgang von reichlich hellem Urin
Verschlimmerung: durch Aufregung, durch daran denken
Geschmack: faulig, bei blutgefärbtem Speichel bitter, stinkender Atem
Erscheinungsbild der Zunge: dick gelbweißlich belegt, braun, am Rande rot, in der Mitte weiß, Zunge und Glottis (Stimmritze, -bänder) sind teilweise gelähmt, schwere Sprache wie die eines Betrunkenen, hervorgerufen durch Kongestionen zur Hirnbasis, die Zunge zittert, so dass sie nicht herausgestreckt werden kann
Emotional: für Menschen die zurückhaltend, irgendwie unsympathisch nicht im Fluss stehen

Ähnliche Mittel: Aconitum, Argentum nitricum

Ginkgo biloba – Ginkgobaum

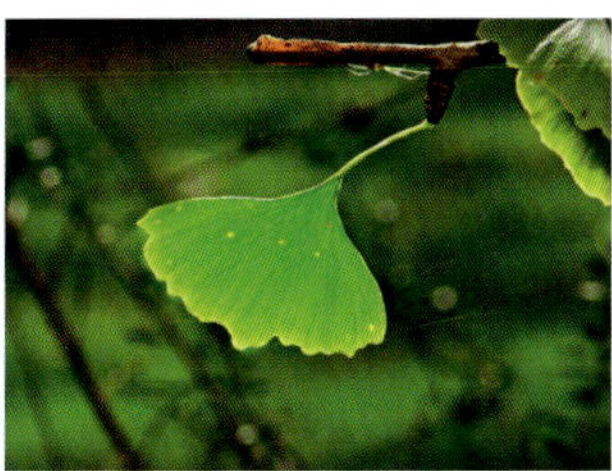

Ginkgo ist halb Nadel-, halb Laubbaum. Die Nadeln verkörpern den männlichen Aspekt, die Blattform eher den weiblichen Aspekt, so dass sein Wesen als Vereinigung von Polaritäten verstanden werden kann.

Anwendungsgebiete
durchblutungsfördernd vor allem für das Gehirn ohne Herzfrequenz und Blutdruck zu beeinflussen, Verbesserung der Blutfließeigenschaften, Schwindel, Ohrensausen, Stabilisierung von Gefäßtonus und -permeabilität, Gedächtnisstörung, Demenz, kalte Hände und Füße, Wadenschmerzen
Hauptsächliche Anwendung
arterielle Durchblutungsstörungen, Gedächtnisstörungen

SPAGYRO System

ADHS
Denkanstoß
Durchblutungsstörung des Gehirns
Hypotonie
Licht im Winter
Mental fit im Alter
Prüfungsangst
Schlaganfall
Schwindel
Tinnitus
Wetterfühligkeit

Wirkungen und Modalitäten: gefäßerweiternd, durchblutungsfördernd

Ähnliche Mittel: Vinca minor, Crataegus

Granatum, Punica granatum – Granatapfel

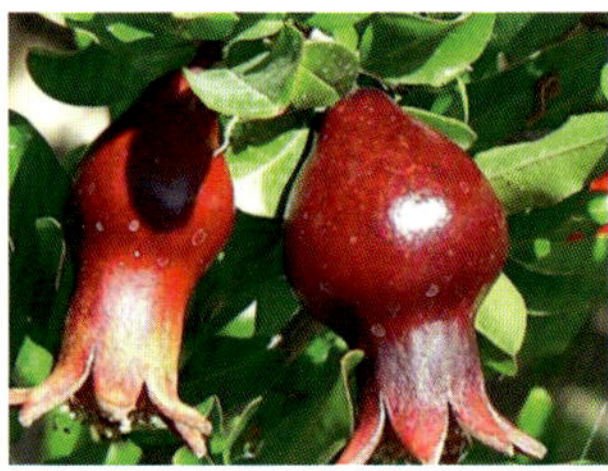

Gutes Mittel zur Hormonsteuerung

Anwendungsgebiete
Hormonmittel, harmonisiert den Hormonhaushalt, in der Menopause hormonell ausgleichend für das ganze Drüsensystem, eventuell auch in der Pubertät, in den Fällen in denen das endokrine System aus dem Gleichgewicht ist, z. B. wenn die Pubertät viel zu früh oder viel zu spät ist, Wechseljahre, Prostatabeschwerden (Tumor, Aromastasehemmstoff – Aromastase wandelt Androgen in Östrogen um, Östrogendominanz des Mannes) Gicht in den Fingergelenken, Jucken in den Händen, Haut und Hormone, andauerndes Hungergefühl,
Hauptsächliche Anwendung
Wechseljahrbeschwerden (wenn Feuchtigkeit ein Problem ist), Fettsucht, Prostatabeschwerden

Dosierung
akut: bis zu 3-mal 3 Sprühstöße stündlich
chronisch: 3-mal 3 Sprühstöße täglich
mehrmals täglich 10 Tropfen auf wenig Wasser einnehmen

SPAGYRO System

Anti-Aging für die Frau
Arthrose
Durchfall
Fit und Schlank
Frühjahrskur
Gelenkschmerzen
Hämorrhoiden
Hautausschlag
Rheuma
Stoffwechselanregung
Wechseljahrbeschwerden
Wurmmittel

Wirkungen und Modalitäten: Unterstützung beim Abnehmen
Emotional: Allgemeine Wirkung auf das Wohlbefinden, sich selbst so anzunehmen wie Mann oder Frau ist, auch wenn sie es nicht durch ihre „nette, charmante Seite“ zeigt.

Ähnliche Mittel: Humulus

Humulus lupulus – Hopfen

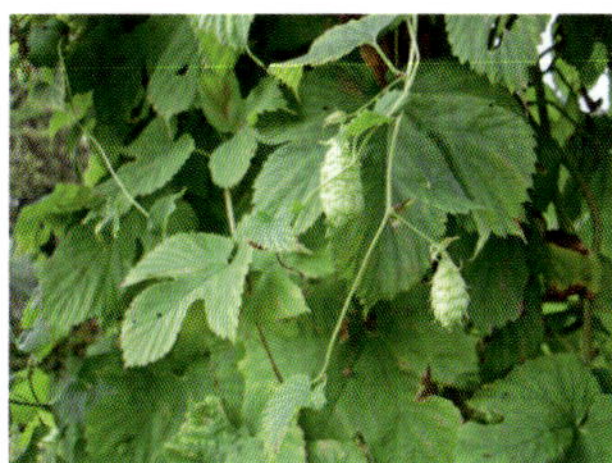

Hopfen hat ein leichtes, fröhliches Wesen. Er unterstützt am Tag die fröhliche Wachheit und begünstigt am Abend den Wechsel in die lösende Ruhe.

Anwendungsgebiete

Emotionsmittel, ausgleichende Wirkung auf das Vegetativum, beruhigt ohne müde zu machen, Erregungszustände, nervöse Unruhe, Schlafstörungen, östrogenartige Wirkung

Hauptsächliche Anwendung

Wechseljahrbeschwerden, Periodenbeschwerden, Beruhigungsmittel

Dosierung

als Emotionsmittel: 2–5 Tropfen vor dem Schlafengehen und nach dem Aufstehen
akut: bis zu 3-mal 3 Sprühstöße stündlich
chronisch: 3-mal 3 Sprühstöße täglich

SPAGYRO System

Angst mit Herzstichen
Depressive Verstimmung
Dreimonatskoliken
Dysmenorrhoe
Einschlafstörungen
Nervliche Überlastung
Nervöse Unruhe, Spannungsz.
Periodenbeschwerden
Pubertät Jungen
Schlaflosigkeit
Stoffwechselanregung
Wechseljahrbeschwerden

Wirkungen und Modalitäten: beruhigend, schlaffördernd, hormonregulierend
Emotional: Psychisch verletzt und verwundet.
Zum Loslassen schmerzhafter Erfahrungen und Distanzierung von seelischen Verletzungen. Hilft sich nicht an innere Verwundungen zu klammern, eigene Fehler einzugestehen und sich selbst zu verzeihen.

Ähnliche Mittel: Valeriana, Cimicifuga, Granatum

Hydrargyrum bichloratum Glückselig – Quecksilber

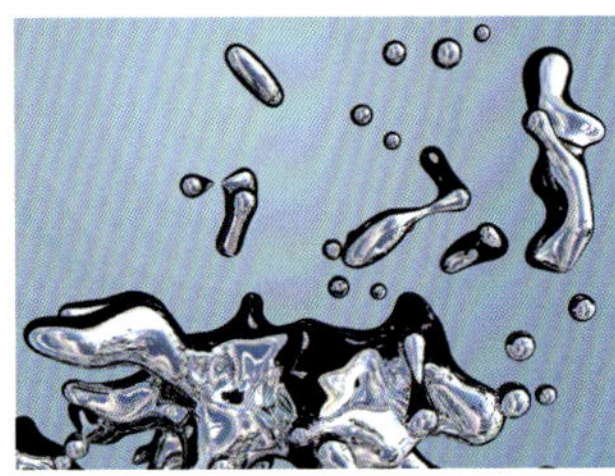

Schleimhautentzündungen, Lymphmittel

Anwendungsgebiete

Halsentzündung, bei jeder Erkältung, bei hochakuten Schleimhautentzündungen, der Augen, der Mundhöhle, der Mandeln, des Dick- und Enddarmes, der Nieren, der ableitenden Harnwege und der Nieren an rheumatische, gichtige, ziehene und stechend reißende Schmerzen in den Gliedern und Gelenken; bei Schleimhautentzündungen der Atemorgane, des Magen-Darm-Kanals, der Harn- und Geschlechtsorgane; Hauterkrankungen; Mandel-, Lymphdrüsen-, Leber- und Nierenentzündungen angewandt; Kopfschmerzen über der Nase, Kopfschmerz wie in einem Schraubstock gespannt, übelriechende Schweiße, Blinddarmentzündung.

Hauptsächliche Anwendung

Erkranken mit Beteiligung der Schleimhäute

SPAGYRO System

Aufbaumittel n. Krankheit
Augen, trockene
Blasenstärkung
Entzündung der Nasennebenhöhlen
Epstein-Barr-Virus
Erkältung / Grippe
Hämorrhoiden
Hautausschlag
Magen-Darm-Blutungen
Magenwohl
Mandelentzündung
Mandelentzündung,
Männergrippe
Mundfäule / Soor
Mundfrisch
Nach Antibiotika-Therapie
Nierenglück
Nierensteinleiden
Parodontose
Reise-Spray (Klimananlage / Stress)
Rosacea
Schleimhautregeneration
Schnupfen
Schnupfen akut, zäh, grün,
Schwermetallausleitung
Ulcus duodeni
Zahn-Nachbehandlung

Wirkungen und Modalitäten: entstauend, entzündungshemmend

Hydrastis canadensis – Kanadische Gelbwurz

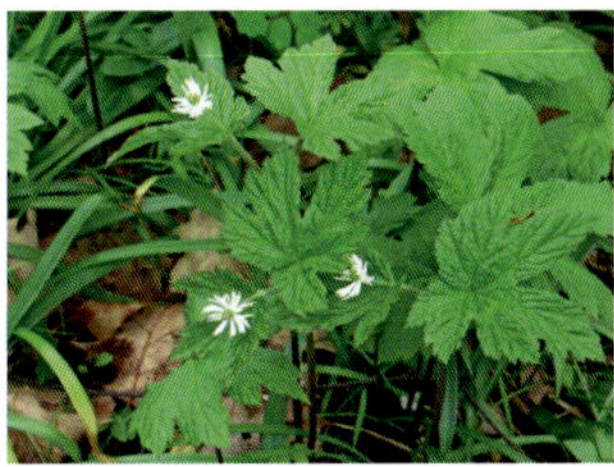

Schleimhautmittel, Schwäche, Altersmittel

Anwendungsgebiete
Schleimhautmittel; Magengeschwüre, Leeregefühl im Magen, Verstopfung; harter Stuhl, Hämorrhoiden, Schwäche, Hinfälligkeit, Kachexie bei sich langsam entwickelnden Leiden, Nasennebenhöhlenentzündung, Schleimhautkatarrhe mit dicken, gelben, fadenziehenden Schleim; Leberschwellung, Gallensteine und Gelbsucht, Rheuma
Hauptsächliche Anwendung
Sinusitis, Obstipation, Blasenentzündung, Fluor albus, Myomblutungen, krebsartige Leiden

SPAGYRO System

Darmpflege
Entzündung der Nasennebenhöhlen
Hämorrhoiden
Heiserkeit
Herbstkur
Magenmittel
Mund-, Zahnfleischentzündung
Mundfäule / Soor
Mundfrisch
Mundschleimhautentzündung
Parodontose
Reise-Spray (Klimananlage / Stress)
Reizdarm
Schnupfen
Schnupfen akut, zäh, grün,
Verstopfung

Wirkungen und Modalitäten: schleimsekretionsanregend, entzündungshemmend, antiseptisch;
Besserung: Ruhe und Druck
Verschlimmerung: nachts, durch Wärme, Bewegung

Hypericum perforatum – Johanniskraut

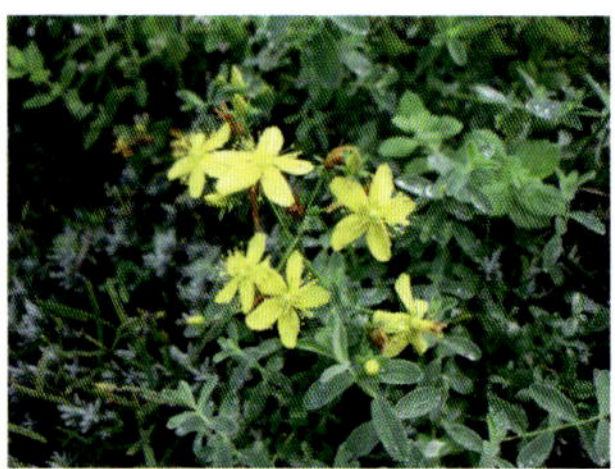

Das „Arnica" der Nerven.
Ein Nervenmittel ersten Ranges. Johanniskraut fördert die Aufnahme und Speicherung von Licht und dessen Umwandlung zu Nervenkraft. So werden psychische und physische Verletzungen und Belastungen stabilisiert.

Anwendungsgebiete
heftige Schmerzen nach Verletzung von Nerven, Mittel nach Operationen, Folgen von Verletzungen durch Stiche, z. B. von Nägeln, Nadeln, Splittern, Ischialgie, Neuralgie, Nachbehandlung Zahnarzt, nervöse Erschöpfung, Gehirnerschütterung, Kribbeln und Ameisenlaufen, überempfindlich, jammervoll, schwermütig, depressiv, entzündete Haut (Sonnenbrand)
Hauptsächliche Anwendung
Nervenverletzungen, Antidepressivum

Dosierung
akut: bis zu 3-mal 3 Sprühstöße stündlich
chronisch: 5-mal 3 Sprühstöße
2-mal stündlich 5–15 Tropfen der Essenz auf 1 Esslöffel Wasser

SPAGYRO System

Abschalten, Ankommen
Bluterguss
Burn-out-Syndrom
Depressive Verstimmung
Gallenbeschwerden
Gesichts-Neuralgie
Herbstkur
Insektenstich, akut
Insektenstich, Nachbehandlung
Ischias, Rückenbeschwerden
Kopfschmerz untersch. Genese
Licht im Winter
Mental fit im Alter
Nach OP Mittel
Nervenschmerzen
Nervöse Unruhe, Spannungsz.
Regeneration von Nerven
Rückenschmerzen
Schlaflosigkeit
Schulstress
Sehnenscheidenentzündung
Sportverletzungen
Tinnitus
Verbrennung, Sonnenbrand
Wechseljahrbeschwerden
Wochenbettdepression
Wundheilungsfördernd
Zahn-Nachbehandlung
Zahnschmerzen
Zwangsvorstellung

Wirkungen und Modalitäten: schmerzlindernd, entzündungshemmend , beruhigend, antidepressiv
Besserung: durch Stillliegen
Verschlimmerung: durch Bewegung, Berührung, Druck
Emotional: Bringt Licht in gebrochene Herzen.

Ähnliche Mittel: Calendula, Ruta, Ledum

Imperatoria ostruthium – Meisterwurz

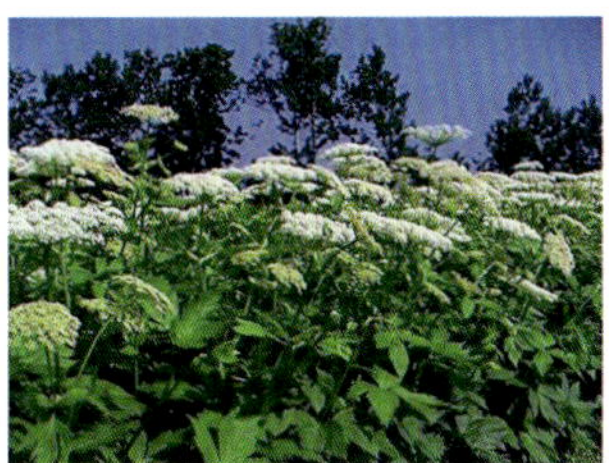

Das „Angelica" für ältere Menschen.

Anwendungsgebiete
Tonicum amarum, bewegt das Qi der Leber
bei äußeren und inneren Vergiftungen durch verdorbene Nahrungsmittel und Umweltgifte, ein stark tonisierendes Magenmittel, Appetitanregung (Krebstherapie Kachexie), Lebensmittelvergiftungen, Blähungen, Gicht, Rheuma, Bronchialkatarrhe mit zähem Schleim, fördert den Gehirnstoffwechsel
Hauptsächliche Anwendung
Leber- und Gallemittel, Pankreasmittel

Krankheitsbild
Emotional: Steht für Selbstbewusstsein und Befreiung aus Einengung und Zwang; Stärkt die Sensibilität für den „inneren Meister" gibt Kraft den eigenen Lebensweg zu gehen

Dosierung
akut: bis zu 3-mal 3 Sprühstöße stündlich
chronisch: 3-mal 3 Sprühstöße täglich
täglich 5–20 Tropfen auf ein Glas Wasser

SPAGYRO System

Augenentzündungen
Begleittherapie bei Chemotherapie
Blähungen
Cholesterinsenker
Diabetes, unterstützend
Elixier des Lebens
Gelbsucht Neugeborene
Leberbeschwerden
Leberglück
Milzaktivierung
Oktoberfest-Nachsorge
Pankreas
Reinigung-Zellrecycling Spagyrogast
Rosacea ▶

Herbstkur	Stoffwechselanregung
Herzentzündung	Übermäßiges Schwitzen
Hypertonie	

Wirkungen und Modalitäten: schweißtreibend, harntreibend, verdauungsfördernd, entzündungshemmend

Iris versicolor – Verschiedenfarbige Schwertlilie

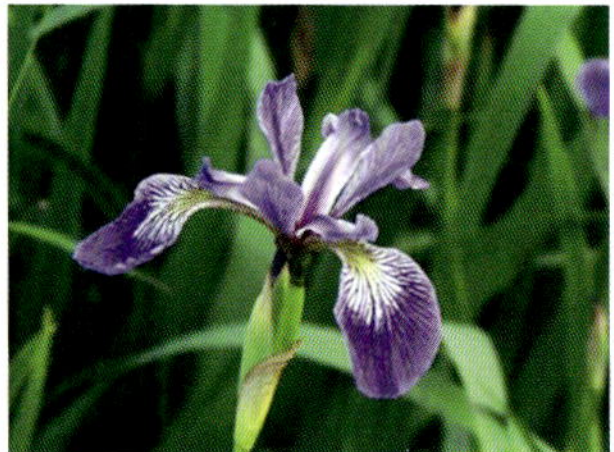

Migränemittel

Anwendungsgebiete

Migräne nach Stresssituationen in Verbindung mit Magenbeschwerden,
Leber- und Pankreasleiden, Magenkatarrh mit Sodbrennen, Durchfall, Leberschwellung, Diabetes, saures Erbrechen, Erkrankungen nach geistiger Anstrengung, Sonntagsmigräne, Neuralgien, Bauchspeicheldrüse und Zwölfingerdarm

Hauptsächliche Anwendung

Migräne, Kopfschmerzen, Pankreatitis, Diabetis, Sodbrennen

Dosierung

akut: bis zu 3-mal 3 Sprühstöße stündlich
chronisch: 5-mal 3 Sprühstöße
3–4-mal täglich 5–20 Tropfen auf Wasser

SPAGYRO System

Durchfall	Migräne
Kopfschmerz untersch. Genese	Nervenschmerzen
Kopfschmerz/Emotional	Pankreas
Kopfschmerz/Ursache Kopf	Schmerzen allgemein
Mental fit im Alter	Verdauungsbeschwerden

Wirkungen und Modalitäten: gallesekretionsfördernd, beruhigend auf die Magenschleimhaut, leberfunktionsregulierend, darmregulierend

Verbesserung: reichlicher Urin, leichte Bewegung

Verschlimmerung: geistige Überanstrengung, Ruhe, nachts, Entspannung

Juniperus communis – Wacholder

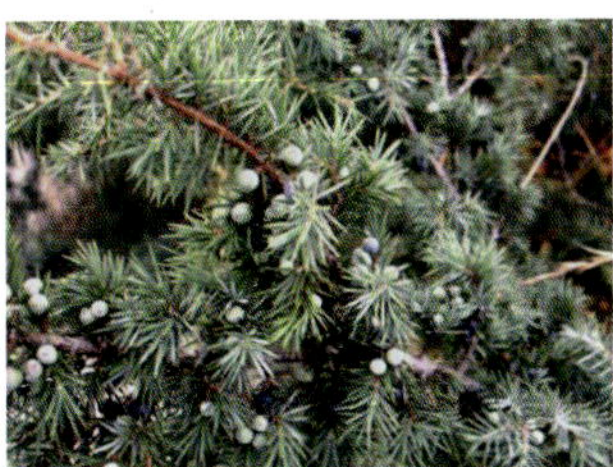

Kann am Abend in die Aura gesprüht werden um Einflüsse zu bereinigen, die man im Laufe des Tages im Kontakt mit verschiedenen Schwingungen unwillkürlich gesammelt hat.

Anwendungsgebiete
Emotionsmittel, Nierenmittel, Blut- und Drüsenmittel, Gicht, Rheuma, Dysmenorrhoe, Hauterkrankungen, Ödeme, Blutreinigungsmittel bei Hauterkrankungen, Asthma mit Verschleimung und Niereninsuffizienz
Hauptsächliche Anwendung: Loslassen, Nierenmittel

Dosierung
als Emotionsmittel: 2–5 Tropfen vor dem Schlafengehen und nach dem Aufstehen
akut: bis zu 3-mal 3 Sprühstöße stündlich
chronisch: 3-mal 3 Sprühstöße täglich
3-mal täglich 10–30 Tropfen auf Wasser

SPAGYRO System

Abschalten, Ankommen
Aphrodisiakum für Männer
Aufbaumittel nach Krankheit
Begleittherapie bei Chemo
Bettnässen
Blasenbeschwerden
Dysmenorrhoe
Essstörungen
Flugangst
Geburtsvorbereitung
Gedankenreiniger
Geistige Erschöpfung
Gicht
Loslassmischung
Migräne
Nierenfunktionsschwäche
Periodenbeschwerden
Prostatabeschwerden
Reizdarm
Schlaflosigkeit
Schockmittel
Schulstress
Trauermischung
Trennungsmittel
Übelkeit nach Chemo
Verstopfung
Wechseljahrbeschwerden
Wochenbettdepression
Zähneknirschen

Wirkungen und Modalitäten: durchblutungsfördernd, stoffwechselanregend, regt die Verdauung an, harntreibend, desinfizierend, antiseptisch
Emotional: Seelisch geschwächt und mutlos. Zum Loslassen von Gefühlen/Empfindungen die abhängig machen und das Seelenleben dominieren, selbst gegen den bewussten Willen. Ist klärend und reinigt. Hilft negative Schwingungen anderer Menschen abzuwehren bzw. zu verarbeiten.
Für tiefe Umwandlungsphasen.

Mandragora – Alraune

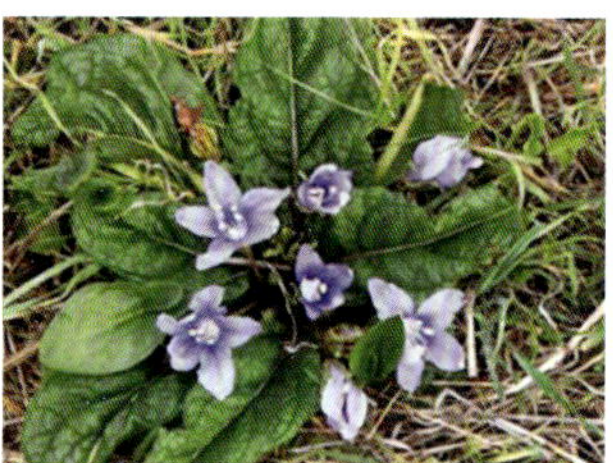

Altes „Zauberarzneimittel". Ein oft vergessenes Heilmittel mit sehr sicherer Wirkung bei depressiven Zuständen sowie krampfartigen Beschwerden, Tranquilizer.

Anwendungsgebiete
starke Beziehung zum Nervensystem, Beruhigungs- und Schmerzlinderungsmittel, Überempfindlichkeit, krampfartige Beschwerden in Magen und Darm sowie der Muskulatur, Gicht, Rheuma, nervöse Reizzustände, Erbrechen, Magenbeschwerden
Hauptsächliche Anwendung
„vegetative Dystonie"
Spasmen im Magen-Darm-Trakt, z. B. Reizdarm, Magengeschwüre, sowie Krämpfe der Muskulatur

Dosierung
akut: bis zu 3-mal 3 Sprühstöße stündlich
chronisch: 3-mal 3 Sprühstöße täglich
1–2-mal täglich 5–10 Tropfen auf 1 Teelöffel Wasser

SPAGYRO System

Aphrodisiakum für Männer
Blähungen
Brechdurchfall bei Kindern
Dreimonatskoliken
Erbrechen/Übelkeit
Hämorrhoiden
Magenbeschwerden
Magenkrämpfe
Nervöse Unruhe, Spannungsz.
Reizdarm
Rheuma
Schwangerschaftserbrechen
Übelkeit nach Chemotherapie
Verdauungsbeschwerden

Wirkungen und Modalitäten: schmerzstillend, krampflindernd, krampflösend, blähungsmindernd
Besserung: durch Essen, Rückwärtsbeugen
Verschlimmerung: Fett und Reizmittel
Emotional: chronische Müdigkeit und Sprachlosigkeit, beruhigt Halluzinationen, gibt Abstand, beruhigt das Nervensystem

Ähnliche Mittel: Belladonna, Chelidonium

Melissa officinalis – Zitronenmelisse

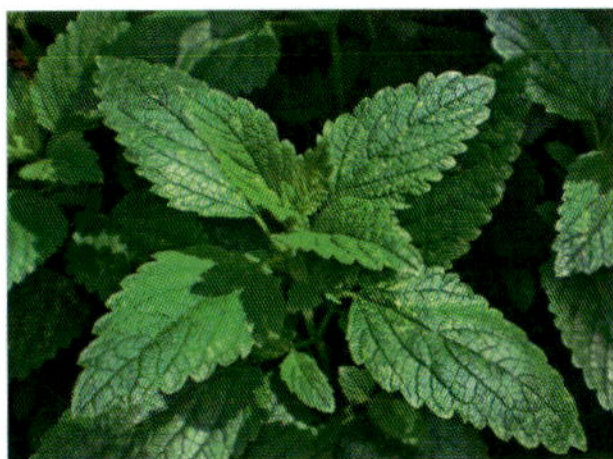

Ein bewährtes Mittel der Phytotherapie und der Spagyrik.

Anwendungsgebiete
wirkt kräftigend und belebend bei nervösen Störungen im Gehirn, Herz und Magen-, Darmkanal (wirkt direkt auf das limbische System), Herzklopfen, Schlaflosigkeit, Unruhe, geistige Überarbeitung, Herpes, Migräne, Gedächtnisschwäche
Hauptsächliche Anwendung
Beruhigungsmittel, mildes Spasmolytikum, Fieberbläschen

Krankheitsbild
Emotional: Bei allen neurovegetativen und psychosomatischen Prozessen Melisse ist wie eine „sanfte, liebkosende Berührung" und schenkt entspannte Ruhe bei Nervosität und Anspannung, besänftigende Eigenschaft; für Gelassenheit, Ruhe und Loslassenkönnen.

SPAGYRO System

Anti-Stress
Anti-Stress – Ganz-Entspannt
Aphthen
Arthrose
Bakterien / Viren
Bläschen an Mund und Körper
Bleib`s Gsund-Spray - Virenfrei
Ein- und Durchschlafen
Epstein-Barr-Virus,
Fieber
Gürtelrose
Hand-Mund Fuß-Krankheit
Hashimoto-Thyreoiditis
Herpes
Herz / Kreislauf
Herzentzündung
Herzrhythmusstörungen
Kinderberuhigend
Magen-Darm
Magenmittel
Mandelentzündung
Mundfäule / Soor
Natürliche Geburt
Nervöse Herzbeschwerden
Nervöse Unruhe
Nerv-Spabion
Prüfungsangst
Rheuma
Ruhe und Konzentration
Schilddrüsenerkrankungen
Spagyrogast
Spagyro-Winter Na und!
Spannungszustände
Träum süß
Zähneknirschen

Wirkungen und Modalitäten: beruhigend, entkrampfend, nervenberuhigend, nervenstärkend, entspannend, herzstärkend, verdauungsregulierend, antiviral (Herpes-Infektionen)

Ähnliche Mittel: Belladonna, Mandragora

Nux vomica – Brechnuss

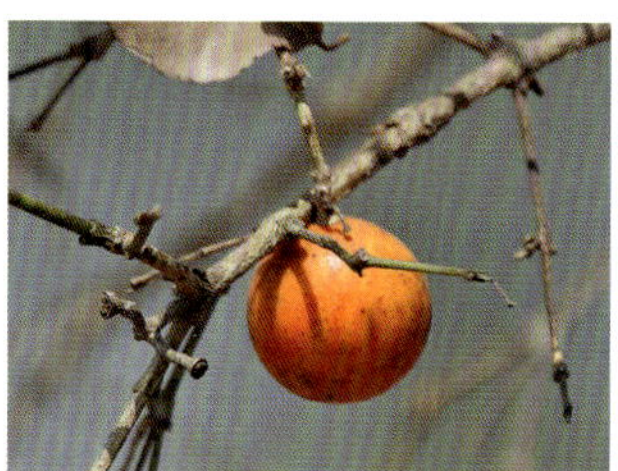

Ein äußerst wirksames Mittel, das für viele Folgen von falscher Lebensführung geradezu spezifisch ist. Somit passt es in fast jede Mischung.

Anwendungsgebiete

Reizüberflutung, große Reizbarkeit, Kopfschmerzen besonders nach geistiger Überanstrengung oder als Folge von Alkohol- und Kaffeegenuss, Folgen von sitzender Lebensweise, Männermittel, schlechte Laune, Schlaflosigkeit, Völlegefühl, Magendruck, erfolgloser Stuhldrang, Verstopfung mit Hämorrhoiden, hoher Blutdruck, Leberschwellung, Überempfindlichkeit der Augen gegen Licht, Flimmer und Funken sehen, Facialis, Stimmband und Blasenlähmung; Bläschen oder Geschwürbildungen auf der Zungenschleimhaut, infolge eines Schweregefühls der Zunge ist auch die Sprache undeutlich und erschwert

Hauptsächliche Anwendung

bei jeglicher Form von zu viel: Alkohol, Essen, Drogen, Tabletten, Stress, Sitzen u. ä.

Krankheitsbild

Emotional: Überarbeitung und hastigen Lebenswandel, mit ständiger Angst für Ruin, macht allen Vorwürfen, ist mürrisch und reizbar; Hilft mit den Überforderungen des Lebens zurecht zu kommen

SPAGYRO System

Anti-Stress – Ganz-Entspannt
Begleittherapie bei Chemotherapie
Dreimonatskoliken
Elixier des Lebens
Entgiftung
Erbrechen/Übelkeit
Grundlage Bewegung
Leberbeschwerden
Leber-Galle
Leberglück
Magenbeschwerden
Magen-Darm
Magen-Darm-Blutungen
Magenwohl
Nach Antibiotika-Therapie
Nach OP Mittel
Oktoberfest-Nachsorge
Parodontose
Rauchfrei-Mischung
Rauchfrei-Spray Regeneration von Nerven
Reizdarm
Schnarchfrei-Spray
Schnupfen
Schnupfen akut, wässrig, klar
Sodbrennen
Übelkeit nach Chemotherapie
Übelkeit / Erbrechen
Übersäuerung – Antacida
Verstopfung
Wutanfälle

Wirkungen und Modalitäten: tonisch, krampflösend, entspannend, leberfunktions-regulierend, eher männlich

Besserung: abends, durch starken Druck, bei feuchtem Wetter

Verschlimmerung: morgens, nach dem Essen, bei Berührung, überempfindlich gegen Licht

Geschmack: einem verdorbenen Magen ähnlich, bitter, doch ist die Geschmacksart für Speise und Trank unbeeinflusst, unangenehm, fast schwefelartig, süß-säuerlich, sauer, schlimmer nach dem Essen, besonders morgens, was wiederum zum häufigen Mundausspülen reizt, Geschmacklosigkeit, Speisen und Getränke geben einen fauligen Geruch

Ähnliche Mittel: Chamomilla

Okoubaka – Okoubaka

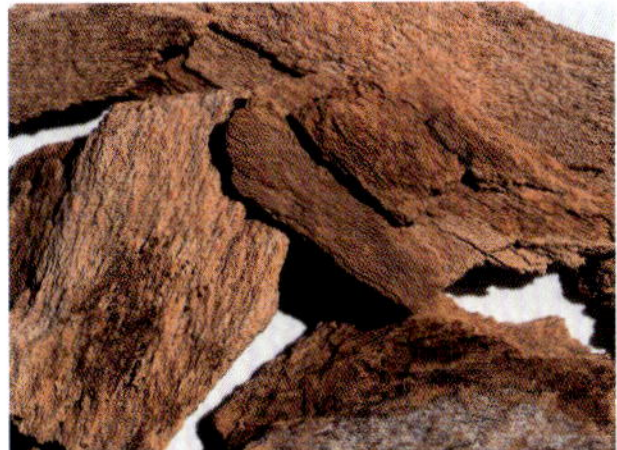

Entgiftungsmittel des schwarzen Kontinents.

Anwendungsgebiete

Verdauungsstörungen jeglicher Art, aber v. a. von Lebensmittelvergiftungen, Durchfall, Erbrechen, Ausleiten nach Lebensmittelvergiftung, bei Arzneimittelunverträglichkeiten, Diabetes mellitus, Okoubaka ist eine Essenz, die spezifisch auf den Darm wirkt, hier greift sie einmal an der bakteriellen Darmflora an, indem deren Regeneration und Stabilisierung angeregt wird, zum zweiten stimuliert Okoubaka das Immunsystem des Darmes, damit wird diese Essenz wichtig bei Folgen von Infektionen (nicht nur des Darmes), bei Nahrungsmittelunverträglichkeiten, Allergien, Abwehrschwäche und Folgen einer gestörten Darmflora

Hauptsächliche Anwendung

Bei Erkrankungen, derer Entstehung eine Lebensmittelunverträglichkeit oder Lebensmittelvergiftung zu Grunde liegt, ist Okoubaka ein Muss!

Dosierung

akut: bis zu 3-mal 3 Sprühstöße stündlich
chronisch: 3-mal 3 Sprühstöße täglich
3–5-mal täglich 15 Tropfen auf 1 Teelöffel

SPAGYRO System

Anti-Infekt
Appetitlosigkeit
Ausleitung
Brechdurchfall bei Kindern
Darmpflege
Dreimonatskoliken
Entgiftung
Erbrechen/Übelkeit
Essstörungen
Gicht
Keuchhusten
Magenkrämpfe
Rauchfrei-Spray
Reizdarm
Resistenzsteigerung
Stoffwechselanregung
Übelkeit nach Chemotherapie
Verdauungsbeschwerden

Wirkungen und Modalitäten: entgiftend
Emotional: Wenn jemand einem „das Leben vergiftet“ befreit es von diesen Energien.

Ähnliche Mittel: Nux vomica

Orthosiphon stamineus Glückselig – Katzenbart

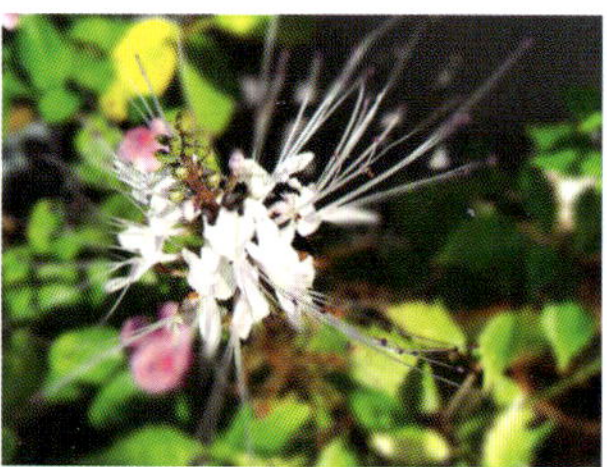

Entgiftungsmittel

Anwendungsgebiete
Orthosiphon ist eine wichtige Droge der Phytotherapie. Sie wird bei Nierenleiden angewandt. Kochsalz und stickstoffhaltige Substanzen werden durch die Anwendung vermehrt ausgeschieden, Schrumpfniere
Hauptsächliche Anwendung
Chronische Nierenentzündungen und -leiden

SPAGYRO System

Blase / Niere	Nierenglück
Nierenfunktionsschwäche	

Wirkungen und Modalitäten: nierenstärkend, ausleitend

Paeonia officinalis Glückselig – Pfingstrose, Gichtrose

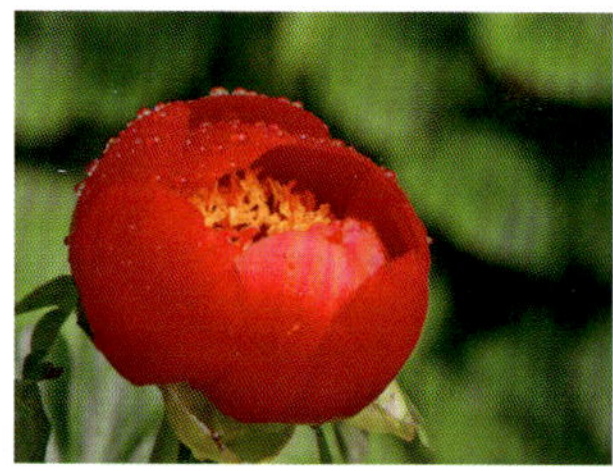

Mittel für Enddarmerkrankungen

Anwendungsgebiete
Spasmen, Schließmuskelschwäche, Blasenbeschwerden und tropfenweise abgehender Urin, Stuhlinkontinenz,

Hämorrhoiden und anderen Aftererkrankungen; Spasmen im Enddarm und Blase, Darmkatarrhe mit kollerndem Leib, Hämorrhoiden mit Kreuzschmerzen, Afterschmerzen brennend u. juckend, Zahnungskrämpfe
Hauptsächliche Anwendung
Hämorrhoiden, Rheuma, Zahnungskrämpfe, Schließmuskelschwäche

SPAGYRO System

Bettnässen	Magen-Darm
Blasenstärkung	Prostatabeschwerden
Dreimonatskoliken	Verstopfung
Durchfall	Zahnen
Hämorrhoiden	Zahnschmerzen
Keuchhusten	Zahnungsglobuli

Wirkungen und Modalitäten: brennende Afterschmerzen, krampflindernd, schmerzhafter Stuhlgang

Petasites officinalis – Pestwurz

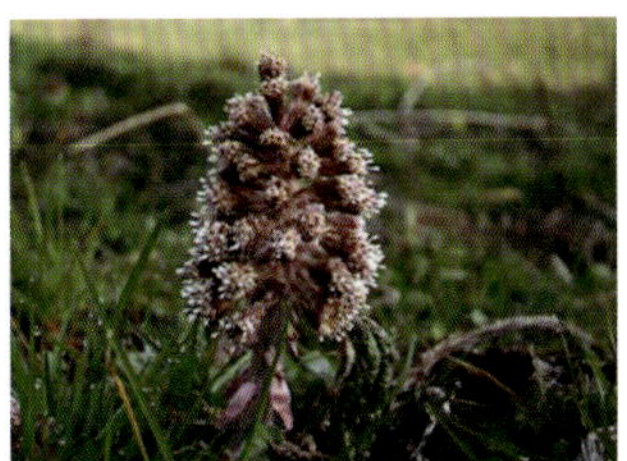

Bewährtes Mittel gegen Kopfschmerzen und Migräne.

Anwendungsgebiete
Entzündungsmittel, Muskelrelaxans, allergische Geschehen, Kopfschmerzen, Migräne, Heuschnupfen
Hauptsächliche Anwendung
Migräne, Kopfschmerzen, Heuschnupfen, Asthma

Dosierung
Prophylaktische Einnahme möglich im Herbst und Winter in „kalten Ländern" für erkältungsanfällige Menschen
akut: bis zu 3-mal 3 Sprühstöße stündlich
chronisch: 3-mal 3 Sprühstöße täglich
3-mal täglich 10–15 Tropfen auf Wasser einnehmen

SPAGYRO System

Ausleitung	Kopfschmerz untersch. Genese
Borreliose	Migräne
Heuschnupfen	Schnupfen allergisch

Wirkungen und Modalitäten: entkrampfend, schweißtreibend, hautreinigend, entzündungshemmend

Phytolacca – Kermesbeere

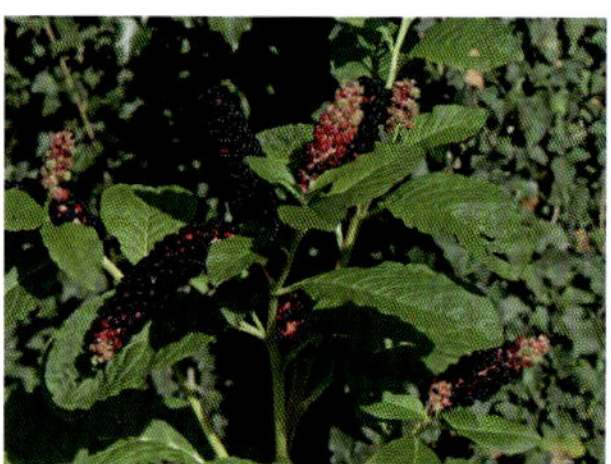

Stauungen

Anwendungsgebiete
Schwellungen; Mandelentzündung, heftige Muskelschmerzen und -krämpfe, Rheuma nach Infektionen der Mandeln, Zähne, Infektionen, Terrainbereinigung, Hexenschuss, Ischialgie, Hämorrhoiden, Herzschmerzen, gestaute Milchdrüse, Hautausschläge welche jucken und brennen
Hauptsächliche Anwendung
Rheuma, Herzschmerzen, Störfeldreinigung, juckende und brennende Hautausschläge

SPAGYRO System

Allergie
Atmungsorgane
Haut
Heuschnupfen
Kopfschmerz unterschiedl. Genese
Kopfschmerzen
Migräne

Wirkungen und Modalitäten: schmerzlindernd, schmerzstillend, stauungsmindernd
Verschlimmerung: nachts

Piper methysticum – Rauschpfeffer

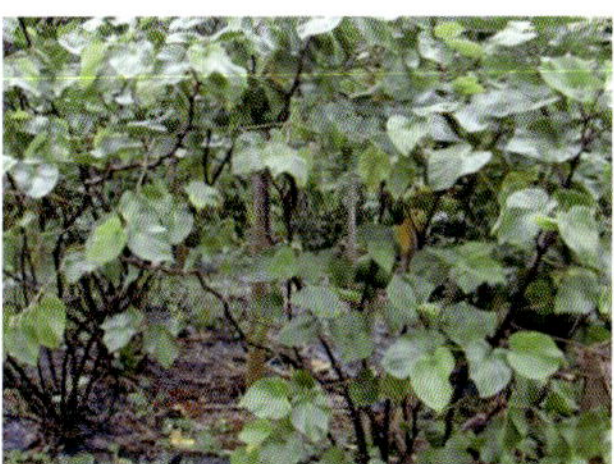

Phyto-Tranquilizer; in unserer heutigen Zeit könnte in jeder Mischung Piper sein!

Anwendungsgebiete
Stressmittel, Basistherapeutikum bei Reizüberflutung, ausgleichend auf die Stimmungslage, neurovegetative Regulationsstörungen, wirkt bei vegetativer Dystonie, Übermüdung durch körperliche Überlastung, vor Operationen zur Linderung der Angstzustände; alle Wirkungen erfolgen ohne Leistungsverminderung oder Nebenwirkungen
Hauptsächliche Anwendung
vegetative Dystonie, Sedativum bei Angst, vegetativ bedingten Herz- und Kreislaufstörungen, Kopfschmerzen, bei Herz- u. Magenneurosen, Gastritis, Neurodermitis, Globusgefühl, „Kloß" im Hals, bei Nervenschmerzen und Rheumatismus

Dosierung
akut: bis zu 3-mal 3 Sprühstöße stündlich
chronisch: 5-mal 3 Sprühstöße
mehrmals täglich 10 Tropfen auf 1 Esslöffel Wasser

SPAGYRO System
Passt in jede Mischung!

Wirkungen und Modalitäten: schlaffördernd, erregungsdämpfend, krampflösend, beruhigend über das ZNS, stimmungsaufhellend
Emotional: Gleicht verschiedene Körpersysteme aus, ob sie von äußerer oder inneren Reizen angestrengt worden sind, gibt gute Laune

Plumbum aceticum Glückselig Dil. – Bleiacetat

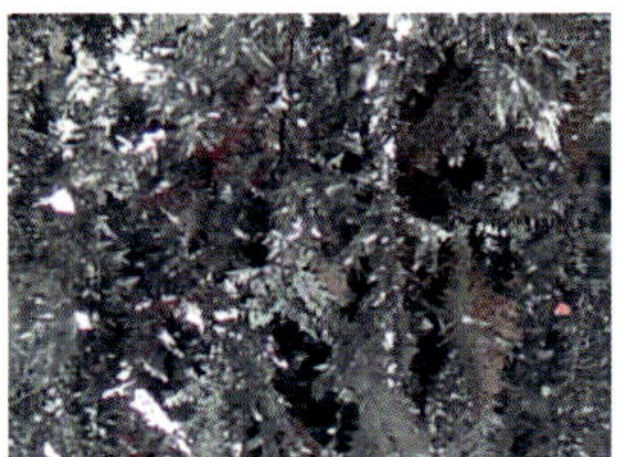

Netzhautdegeneration bei hohem Blutdruck – Verkalkung, Nervenentzündung

Anwendungsgebiete
Blähungen mit heftigen Koliken, hartem knotigem Stuhl; Das Blei ist in der Spagyrik dem Saturn zugeordnet. Das bedeutet, dass es eine kühlende, lösende, antientzündliche Wirkung hat. Neuritiden, Magen-Darm-Koliken, teilweise sehr heftig, Parotitis (Entzündung der Ohrspeicheldrüse), cerebrale Durchblutungsstörung, Gedächtnisverlust, Apathie, Hämaturie, nicht in der Lage Urin zu lassen, Blinddarmentzündung empfindlich gegen Berührung
Hauptsächliche Anwendung
Koliken, Blinddarmreizungen, Cerebrale Durchblutungsstörung, Blähungen

SPAGYRO System

Blähungen
Magen-Darm
Schleimhautregeneration
Schwermetallausleitung
Schwindel

Wirkungen und Modalitäten: Blähung mildernd, antientzündlich

Ähnliche Mittel: Hypericum

Propolis – Bienen-Kittharz

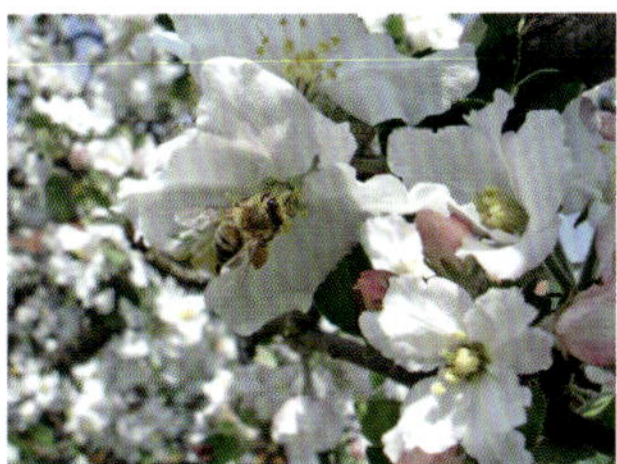

Gutes Entzündungsmittel

Anwendungsgebiete

Entzündungsmittel, Grippemittel, Immunstimulans, Allergien, Herpes, Halsschmerzen, Ekzeme, Mykosen, Ohrenschmerzen; Rheuma, Arthrose, Diese Essenz bekämpft aktiv Bakterien, Viren und Pilze. Propolis unterstützt die Geweberegeneration und Wundheilung

Hauptsächliche Anwendung

Als entzündungswidriges Mittel bei allen Gelenksentzündungen und zur Resistenzsteigerung. Herpes, Insektenstich

SPAGYRO System

1. Hilfe Spray
Arthrose
Atmungsorgane
Bakterien / Viren
Bewegungsapparat
Bewegungsschmerz
Bronchialhusten
Durchfall
Entzündungen, allgemein
Epstein-Barr-Virus
Erkältung
Erkältung/Grippe
Fieber
Fieberblasen
Gelenkschmerzen
Grippe
Grippe, akut
Grundlage Erkältung
Gürtelrose
Halsschmerzen
Hashimoto-Thyreoiditis
Hautausschlag
Herpes
Heuschnupfen
Husten
Insektenstich
Ischias, Rückenbeschwerden
Männergrippe
Mund-, Zahnfleischentzündung
Mundfäule / Soor
Muskelkater
Ohrenschmerzen
Prellung
Quetschung
Reinigung-Zellrecycling
Reise-Spray (Klimananlage/Stress)
Resistenzsteigerung in Stresssituationen
Rheuma
Rosacea
Rückenschmerzen
Schnupfen
Schnupfen akut, wässrig, klar
Sehnenscheidenentzündung
Sonnenbrand
Sportverletzungen
Verbrennungen
Virenfrei
Warzen
Windeldermatitis
Wundheilungsstörung/-fördernd
Zahn-Nachbehandlung

Wirkungen und Modalitäten: entzündungswidrig, antibiotisch, antiviral

Ähnliche Mittel: Echinacea

Raphanus sativus Glückselig – Schwarzer Rettich

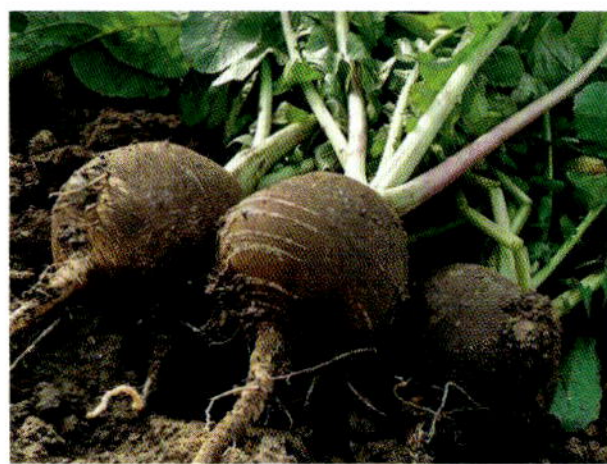

Chronische Bronchialkatarrhe, Gallensteinbildung

Anwendungsgebiete
Chronische Bronchialkatarrhe, Gallensteinbildung,
Verdauungsschwäche; Paralytischer Ileus; Verstärkung der Galleabsonderung, Stauungen und Blähungen; fettige Haut; Äußerste Angst und Furcht vor dem Tod, Glaubt, sie/er habe eine unerkannte Krankheit.
In der Phytotherapie wird der Rettich als Cholagogum (galleanregendes Mittel) und Choleretikum (Mittel, das die Gallensekretion der Leber anregt) angewandt
Hauptsächliche Anwendung
Cholagogum (galleanregendes Mittel)

SPAGYRO System

Dysmenorrhoe
Endokrinum
Osteoporose
Übermäßiges Schwitzen
Wechseljahrbeschwerden

Wirkungen und Modalitäten: gallensekretionsfördernd, harntreibend, verdauungsfördernd

Rheum rhaponticum – Rhapontikrhabarber

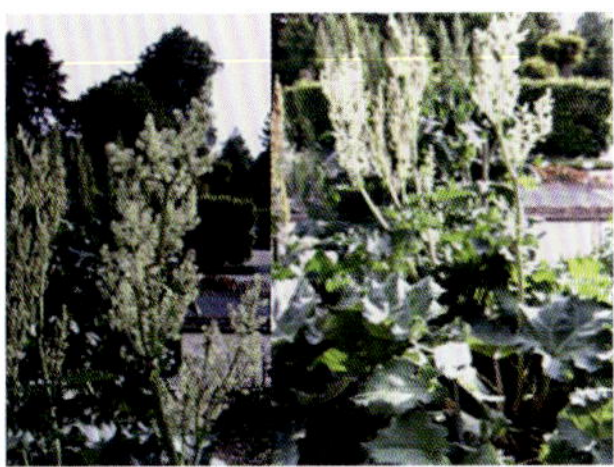

Wechseljahre, Hormonsteuerung

Anwendungsgebiete
Hormonersatzmittel, greift nicht auf die Östrogenrezeptoren, Hitzewallungen, Schweißausbrüche, Nervosität, Schlaflosigkeit
Hauptsächliche Anwendung
Wechseljahrbeschwerden

Dosierung
akut: bis zu 3-mal 3 Sprühstöße stündlich
chronisch: 3-mal 3 Sprühstöße täglich
3–5-mal täglich 10 Tropfen

SPAGYRO System

Dysmenorrhoe
Erhöhter Blutdruck
Haarausfall
Kopfschmerz untersch. Genese
Mental fit im Alter
Osteoporose
Übermäßiges Schwitzen
Wechseljahrbeschwerden

Wirkungen und Modalitäten: hormonmodulierend

Ähnliche Mittel: Cimicifuga

Rhus toxicodendron – Giftsumach

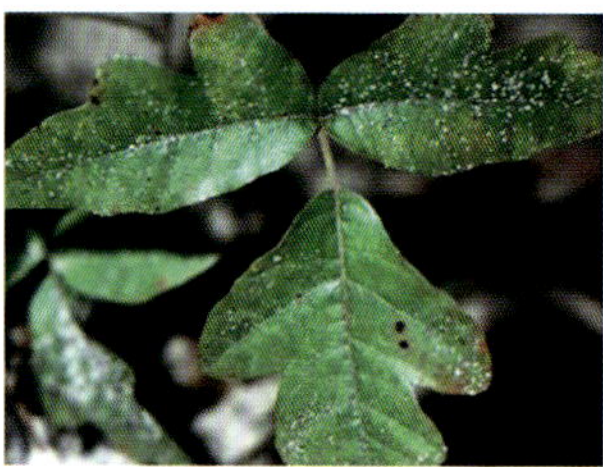

Rhus toxicodendron gehört in der Homöopathie zu den sogenannten Polychresten.

Anwendungsgebiete
Akutmittel, Sehnen und Gelenkbänder überdehnt, gezerrt, Kopfschmerzen, Rheuma, habituelles Umknicken, rheumatisches Fieber, bläschenartige Hautausschläge, Fieber nach Erkältung infolge von Feuchtigkeit, dazu Unruhe, dunkel belegte Zunge mit roten dreckigen Flecken
Hauptsächliche Anwendung
Gelenkschmerzen, Rheuma, juckende Ekzeme mit Bläschen

Dosierung
akut: bis zu 3-mal 3 Sprühstöße stündlich
chronisch: 5-mal 3 Sprühstöße
5–20 Tropfen der Essenz auf eine Tasse Wasser im Laufe des Tages einnehmen
äußerlich: 1:3 mit Alkohol verdünnt zu Einreibungen

SPAGYRO System

Allergische Hautreaktionen
Arthrose
Augenentzündungen
Einschlafstörungen
Fieberblasen
Gelenkschmerzen
Gicht
Grippe
Gürtelrose
Hautausschlag
Hautreinigung
Insektenstich, akut
Ischias, Rückenbeschwerden
Mundfäule / Soor
Muskelentzündung
Neurodermitis
Osteoporose
Prostatabeschwerden
Rheuma
Rückenschmerzen
Schlaflosigkeit
Sehnenscheidenentzündung
Sportverletzungen
Windpocken
Zahnschmerzen

Wirkungen und Modalitäten: antientzündlich, schmerzstillend
Besserung: Bewegung
Verschlimmerung: Ruhe, feuchtes, regnerisches, kaltes Wetter, Zugluft
Geschmack: schleimig, säuerlich, morgens und nach dem Essen faulig, das Essen, besonders Brot schmeckt bitter
Erscheinungsbild der Zunge: trocken, rot, rissig, Landkartenzunge, hat eine dreieckige rote Spitze, weiß, oft nur an einer Seite, gelblich mit braunem Schleim bedeckt, lässt den Eindruck der Zähne erkennen

Emotional: Kann hilfreich sein bei „rheumaähnlichen“ Symptomen nach großem Schock oder extremen Situationen, die tiefe Ängste ausgelöst haben, wobei diese in den Gelenken gestaut sind, wie gefroren.

Ähnliche Mittel: Bryonia hat seine Modalitäten genau umgekehrt (Ruhe bessert, Bewegung verschlimmert)

Rosmarinus officinalis Glückselig – Rosmarin

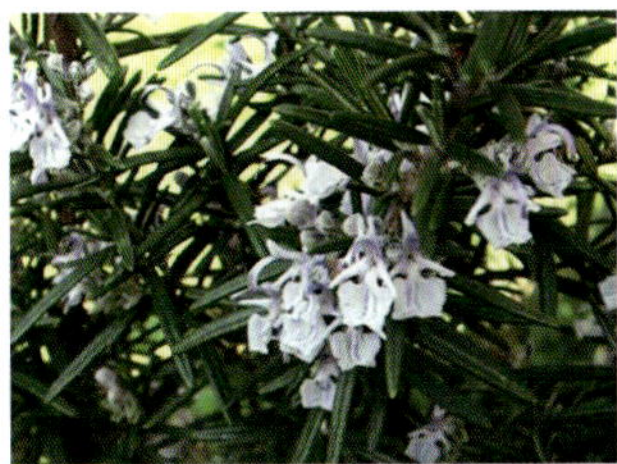

Bringt Würze in das Leben.

Anwendungsgebiete

durchblutungsfördernd im gesamten Körper und den Organen, regt an aber nicht auf, Tonikum für Magen und Darm, wirkt ausleitend über Niere und Darm, Blähungen, Krämpfe, Hautausschläge, Hypotonie, äußerlich bei Gelenksentzündungen

Hauptsächliche Anwendung

Durchblutungsfördernd, Hypotonie, Hautausschläge, Darmstörungen

Dosierung

als Emotionsmittel: 2–5 Tropfen vor dem Schlafengehen und nach dem Aufstehen
akut: bis zu 3-mal 3 Sprühstöße stündlich
chronisch: 3-mal 3 Sprühstöße täglich
10–40 Tropfen auf eine Tasse Wasser während des Tages einnehmen

SPAGYRO System

Angstfrei zum Zahnarzt
Anti-Aging für die Frau
Appetitlosigkeit
Aufbaumittel nach Krankheit
Begleittherapie bei Chemo
Burn-out-Syndrom
Durchsetzungsfreude
Geistige Erschöpfung
Gicht
Haarausfall
Herbstkur
Hypotonie
Lymphmittel
Mund-frisch
Mundschleimhautentzündung
Nierenfunktionsschwäche
Periodenbeschwerden
Resistenzsteigerung
Schüchtern
Selbstbewusstsein
Trennungsmittel

Wirkungen und Modalitäten: durchblutungsfördernd, anregend
Emotional: Erschöpft, lustlos und ohne Antrieb. Zum Überwinden von innerer Trägheit und Festhalten an negativen Gewohnheiten. Stärkt die Ich-Kräfte, den Willen und die Durchsetzungsfreude, muntert auf, gibt Energie und Tatkraft, Mut, Wille und Zuversicht. „Jetzt bin ich dran!"
Führt zu sich selbst, verleiht Mut und Entschlossenheit in Situationen die ins Stocken geraten sind.

Salvia officinalis – Echter Salbei

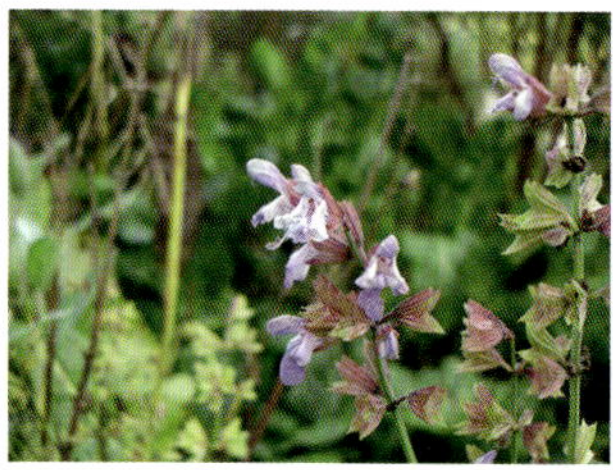

Gute Ergänzung zu China (Säfteverlust).

Anwendungsgebiete
Entzündungen im HNO-Bereich, Angina, Mund- und Zahnfleischentzündungen, Katarrhe der Bronchien und Entzündungen in den Nieren mit übermäßiger Schweißabsonderung, Schwächezustände aller Art, östrogenartige Wirkung, Hitzewallungen
Hauptsächliche Anwendung
Mundschleimhautentzündung, Zahnfleischentzündung, Rachenentzündung, Husten mit Schleim im Rachen, klimakterische Hitzewallungen mit Schweißausbrüchen (besonders nachts)

Krankheitsbild
Emotional: Orientierung bei der Besinnung auf innere Werte, erleichtert die Akzeptanz in neuen Lebenssituationen und die Empfänglichkeit für die Vorteile einer Neuorientierung. Er wirkt reinigend auf das Gefühlsleben und hilft emotionale Blockaden zu lösen.

Dosierung
akut: bis zu 3-mal 3 Sprühstöße stündlich
chronisch: 5-mal 3 Sprühstöße
mehrmals täglich 10 Tropfen auf 1 Esslöffel Wasser

SPAGYRO System

Bronchialhusten
Erkältung
Fieber
Gedankenreiniger
Grippe
Halsschmerzen
Heiserkeit
Mund-frisch
Mundschleimhautentzündung
Nasennebenhöhlenentzündung
Resistenzsteigerung
Säuglingsschnupfen
Schnarchfrei-Spray
Schnupfen akut, wässrig, klar ▶

Krampfhusten	Schnupfen allergisch
Mandelentzündung	Übermäßiges Schwitzen
Mandelentzündung Kinder	Wechseljahrbeschwerden
Mund-, Zahnfleischentzündung	

Wirkungen und Modalitäten: adstringierend, fungistatisch, antibakteriell, sekretionsfördernd, schweißhemmend, virustatisch
Verschlimmerung: nachts

Ähnliche Mittel: Propolis, Belladonna, Chamomilla, Cimicifuga, Phytolacca

Solidago virgaurea – Echte Goldrute

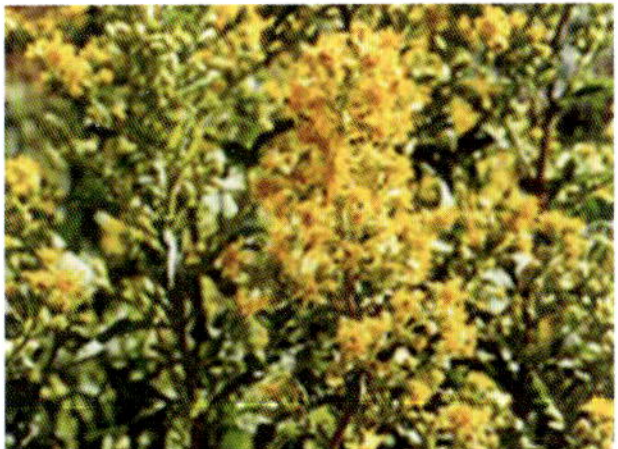

Das gebräuchlichste Blasen- und Nierenmittel.

Anwendungsgebiete
Nierenmittel, Entgiftung, Durchspülungstherapie ohne die Niere zu reizen, adstringierendes Wund- und Schleimhautmittel, Gicht, Rheuma, Arthritis, Hauterkrankungen, Nierensteine, Nierenentzündungen, dumpfer Kopfschmerz und dick belegte Zunge in Verbindung mit Nierenleiden
Hauptsächliche Anwendung
Durchspülen der Nieren, Ausleitungstherapie, Miktionsbeschwerden, Hauterkrankungen

Dosierung
akut: bis zu 3-mal 3 Sprühstöße stündlich
chronisch: 5-mal 3 Sprühstöße
mehrmals täglich 10–20 Tropfen der Essenz auf Wasser

SPAGYRO System

Ausleitung	Hautreinigung
Begleittherapie bei Chemo	Krampfadern, Venenbeschw.
Bettnässen	Nierenfunktionsschwäche
Blasenbeschwerden	Nierensteinleiden
Blasenentzündung	Rauchfrei-Spray
Diabetes, unterstützend	Schockmittel
Entgiftung	Selbstbewusstsein
Erhöhter Blutdruck	Stoffwechselanregung ▶

Fieber
Fit und Schlank
Hautausschlag
Trauermischung
Übermäßiges Schwitzen

Wirkungen und Modalitäten: entzündungshemmend, antibakteriell, stoffwechselanregend
Emotional: bringt Gestautes und Verstopftes wieder in Fluss

Ähnliche Mittel: Urtica urens

Stellaria media Glückselig – Vogelmiere

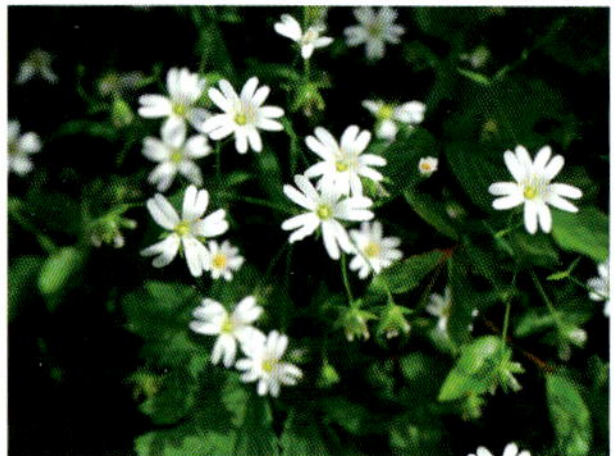

Hautauschläge vor allem der Kinder, schlecht heilende Wunden, Augenwasser, Morgendliche Steifheit

Anwendungsgebiete
wandernden rheumatischen Schmerzen in allen Körperteilen mit morgendlicher Verschlimmerung, Steifheit der Gelenke, Rückenschmerzen, die in die Oberschenkel ausstrahlen, Schmerzen in Schultern und Armen, Stellaria media ist in der Spagyrik dem Mond zugeordnet. Sie hat eine kühlende entzündungswidrige Wirkung; Lungenkatarrhe mit blutigem Auswurf, Hautausschläge vor allem der Kinder, schlecht heilende Wunden, Augenwasser
Hauptsächliche Anwendung
Rheumatismus, Leberstörungen, Hautausschläge

SPAGYRO System

Anti-Aging für die Frau
Atmungsorgane
Bewegungsapparat
Bläschen an Mund und Körper
Bluterguss
Fieberblasen
Haut
Hautreinigung
Leber-Galle
Muskelentzündung
Muskelkater
Nervenschmerzen
Windpocken

Wirkungen und Modalitäten: Steifheit der Gelenke, entzündungshemmend

Taraxacum officinale – Löwenzahn

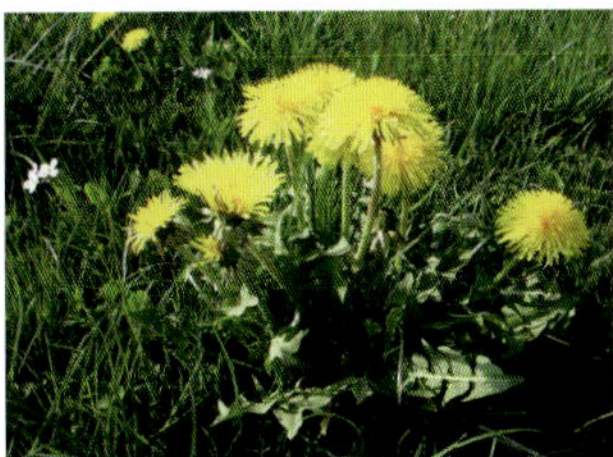

Personen die sich selbst nicht mögen, ständig der Meinung sind man kann ihnen doch nicht helfen. Hass auf sich selbst. Wirkt entgiftend bei toxischem Kater nach Alkohol, Drogen und anderen Stoffwechselgiften.

Anwendungsgebiete

Leber- und Gallemittel, Landkartenzunge, Blutreinigungsmittel, Diabetes, Ausscheidungsmittel mit Anregung der Nieren, Schleimhäute aufbauend, löst tief verankerte Giftstoffe, reguliert den Säureüberschuss, steigert die Bindegewebsdurchblutung, Kopfschmerzen, Gelbsucht, Gallekoliken, Hämorrhoiden, Gicht, Rheuma

Hauptsächliche Anwendung

Ausleitungsmittel

SPAGYRO System

Blase / Niere
Diabetes, unterstützend
Entgiftung
Frühjahrskur
Hautreinigung
Leber-Galle
Leberglück
Pankreas
Reinigung-Zellrecycling
Schuppenflechte
Schwermetallausleitung

Wirkungen und Modalitäten: verdauungsstärkend, gallefördernd, bindegewebsreinigend

Ähnliche Mittel: Cynara, Chelidonium

Tartarus depuratus Glückselig – Weinstein

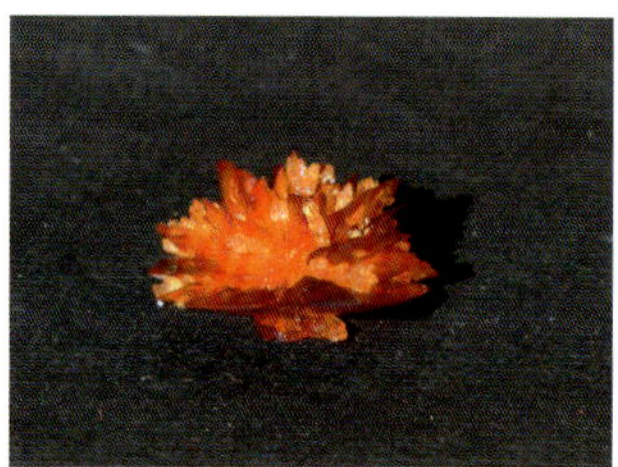

Gicht und Steinleiden, Lungenleiden, Herzleiden

Anwendungsgebiete

Die alten Spagyriker sahen in der Entstehung des Weinsteins eine Analogie zur Ablagerung von kristallinen Stoffen – insbesondere von Harnsäure – in den Hohlräumen der Harnorgane und in Geweben. Daher schufen sie Zubereitungen aus Weinstein, die Ablagerungen und Steine wieder auflösen konnten. Der gereinigte Weinstein besteht fast ausschließlich aus Kaliumhydrogentartrat (Tartarus depuratus)

Hauptsächliche Anwendung

Ablagerungen, chronische Bronchitis; Asthma, Wassersucht, Herzinsuffizienz, Gastritis und Geschwüre von Haut und Schleimhaut sowie bei Brechdurchfall

SPAGYRO System

Anti-Stress
Arthrose
Atmungsorgane
Bewegungsapparat
Blase / Niere
Durchblutungsstörungen des Gehirns
Erhöhter Blutdruck
Gallensteine
Gicht
Herz / Kreislauf
Herzentzündung
Herzstärkend nach Infarkt
Husten
Ischias, Rückenbeschwerden
Keuchhusten
Krampfhusten
Magen-Darm
Muskelkrampf
Nierenfunktionsschwäche
Nierenglück
Nierensteinleiden
Prostatabeschwerden
Reinigung-Zellrecycling
Reizhusten
Schnarchfrei-Spray
Schwermetallausleitung
Übersäuerung – Antacida

Wirkungen und Modalitäten: steinlösend, auflösend

Thuja occidentalis – Abendländischer Lebensbaum

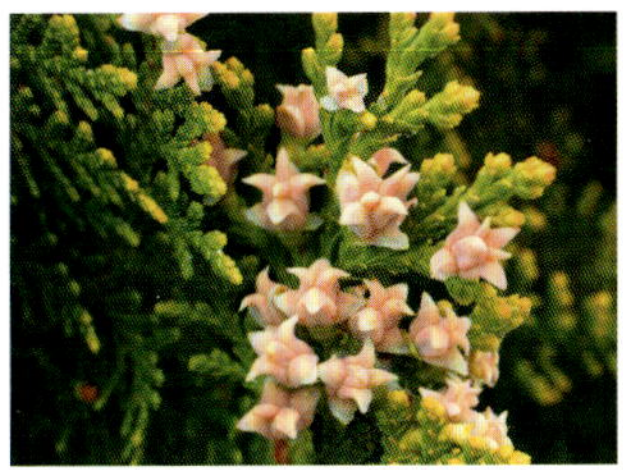

In der klassischen Homöopathie ein Polychrest. Unentbehrlich in Behandlung vieler chronischer Beschwerden. Hochwirksames Entgiftungsmittel!

Anwendungsgebiete
Konstitutionsverschlechterung durch nicht ausgeheilte Krankheiten und chronische Vergiftung, Folgen von Impfungen und Infektionen, stinkender Schweiß, trauriges gedrücktes Wesen, Schwermut, Hautwucherungen, Polypen, Warzen; spröde, rissige Nägel; Gicht, Neuralgien, venöse Stauungen, Migräne, chronische Mandelschwellung, Hämorrhoiden
Hauptsächliche Anwendung
rheumatische Beschwerden, Warzen, Folgen von Impfungen, Infektionen, Sinusitis

Krankheitsbild
Emotional: Hilft die Lebenslust wieder zu erlangen.

SPAGYRO System

Atmungsorgane
Aufbaumittel n. Krankheit
Ausleitung
Basis-Zellrecycling
Bewegungsapparat
Elixier des Lebens
Entgiftung
Impfbegleitung
Impfen
Lymphmittel
Milchstau
Nach Antibiotika-Therapie
Nierenfunktionsschwäche
Prostatabeschwerden
Resistenzsteigerung
Schnupfen akut, zäh, grün
Spagyro-Winter Na und!
Virenfrei
Warzen

Wirkungen und Modalitäten: abwehrsteigernd, antibakteriell, broncho-spasmolytisch, expektorierend, entgiftend, wassertreibend
Besserung: Strecken der Glieder;
Verschlimmerung: feuchte Kälte, nachts, Bettwärme

Ähnliche Mittel: Rhus tox.

Tropaeolum majus – Kapuzinerkresse

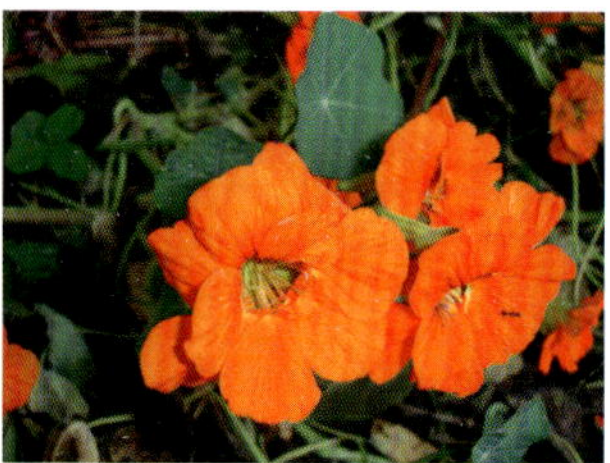

Eignet sich hervorragend zur Bekämpfung leichterer Infekte.

Anwendungsgebiete

spagyrisches Antibiotikum wird über Harnwege und Atemwege ausgeschieden und desinfiziert, wirkt immunregulierend und energiebringend in allen Bereichen, alle Infektionen, vor allem Lungen- und Nierenerkrankungen

Hauptsächliche Anwendung

Reizkörpertherapie bei Infekten der oberen Luftwege sowie Blasenaffektionen

Krankheitsbild

Emotional: Melancholisch und träge – Bringt Lebensfreude, Ausgelassenheit und Fröhlichkeit. Bringt Energie und Unternehmungslust für kopfbetonte Stubenhocker.

SPAGYRO System

Akne
Allergie
Anti-Infekt
Anti-Stress
Atmungsorgane
Augenentzündungen
Bakterien / Viren
Blasenentzündung
Brustentzündung
Darmpilzbefall
Durchfall
Entzündung der Nasennebenhöhlen
Entzündungen, allgemein
Epstein-Barr-Virus
Erkältung
Erkältung/Grippe
Fieber
Grippe
Grundlage Erkältung
Gürtelrose
Halsschmerzen
Heiserkeit
Herzentzündung
Keuchhusten
Mandelentzündung
Männergrippe
Nach Antibiotika-Therapie
Neurodermitis
Ohrenschmerzen
Reinigung-Zellrecycling
Resistenzsteigerung
Resistenzsteigerung in Stresssituationen
Säuglingsschnupfen
Scharlach
Schnupfen akut, zäh, grün
Wurmmittel

Wirkungen und Modalitäten: antibakteriell, antibiotisch, abwehrsteigernd

Ähnliche Mittel: Echinacea, Eupatorium

Urginea maritima Glückselig – Meerzwiebel

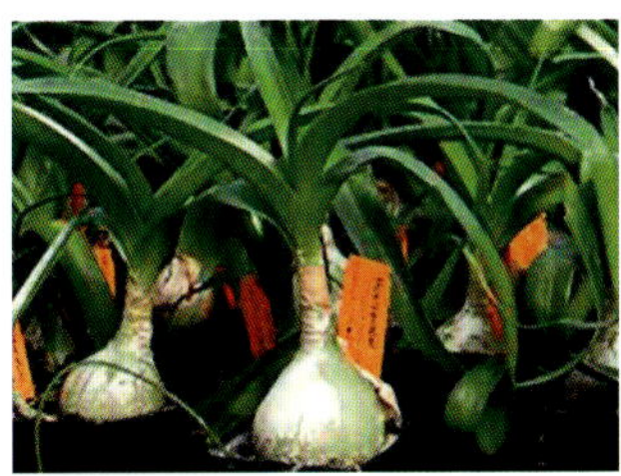

Anwendungsgebiete

Bindehautentzündung, Schnupfen (schleimlösend), Niesreiz; Herzleiden mit Stauungsödeme, Herzinsuffizienz, Milzleiden, Brechreiz, Übelkeit, Hautjucken, hartnäckigen Bronchitiden mit reichlich Schleimansammlung und Rasselgeräuschen auf der Lunge, eher frostige Personen

Hauptsächliche Anwendung

chronischer, hartnäckiger Bronchitiden, Bindehautentzündungen, Milzleiden

SPAGYRO System

Atmungsorgane
Aufbau-Zellrecycling
Augen
Begleittherapie bei Chemotherapie
Brechdurchfall
Bronchialhusten
Haut
Milzaktivierung
Pankreas und Milz
Schleimhaut-Mittel
Schnupfen akut, zäh, grün

Wirkungen und Modalitäten: harntreibend, brennende Augen, stechende Schmerzen, besonders beim Einatmen von kühler Luft, schleimlösend

Urtica urens Glückselig – Kleine Brennnessel

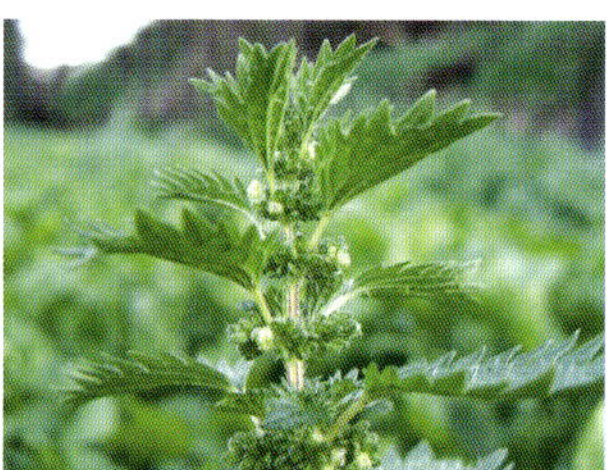

Entgiftendes Haut- und Rheumamittel.

Anwendungsgebiete
nesselsuchtartigen Hauterkrankungen, Nierenleiden und Gicht; Rheumatismus mit Urtikaria artigen Ausschlägen, juckenden Flechten, brennendem Erythem, Herpes labiales. Die Kleine Brennnessel ist in der Spagyrik wie auch ihre Schwester, die Große Brennnessel (Urtica dioica) dem Mars zugeordnet; Ist Ausleitungsmittel nach Cortison-Gabe
Hauptsächliche Anwendung
Ausleitungsmittel, nesselartiger Hautausschlag in Verbindung oder im Wechsel mit rheumatischen Beschwerden, Gicht, Nesselsucht

SPAGYRO System

Abstillen
Bewegungsapparat
Blase / Niere
Haarausfall
Haut
Hautausschlag
Neurodermitis

Wirkungen und Modalitäten: entschlackend, entgiftend, harntreibend, blutreinigend
Besserung: Berührung
Verschlimmerung: durch Schneeluft, kalt-feuchte Luft

Ähnliche Mittel: Solidago, Viola tricolor, Okoubaka

Valeriana officinalis Glückselig – Baldrian

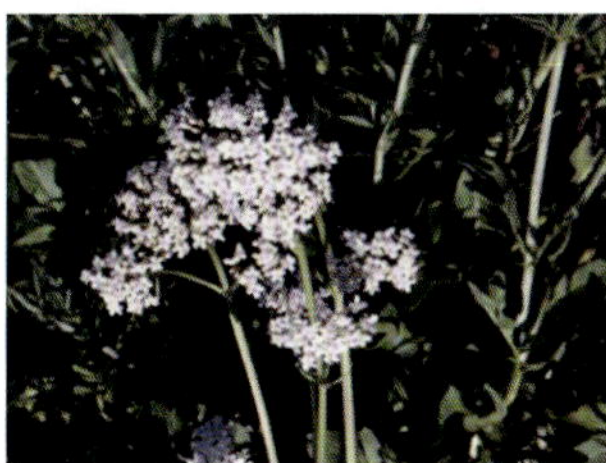

Kann als Katalysator wirken mit anderen Essenzen.
Wirkt als Schlafmittel nur bei Menschen mit Herzschwäche.

Anwendungsgebiete
Schlafstörungen mit Unruhe und nervösen Störungen, in der Ruhe liegt die Kraft, Baldrian betäubt nicht und wirkt nicht das Bewusstsein dämpfend, Baldrian stellt ruhige und erdverbundene seelische Kräfte zur Verfügung, Hysterie, Ohnmachtsneigung, Krampfneigung, Schlaflosigkeit, lebhafte Tag- und Nachträume, nervöse Herzleiden, sexuelle Erregungszustände vor allem bei Frauen, nervöse Herzleiden, nervöse Magenkrämpfe, Kopfschmerzen zum Bersten mit Schwindel
Hauptsächliche Anwendung
Ruhelosigkeit, Überempfindlichkeit

Dosierung
als Emotionsmittel: 2–5 Tropfen vor dem Schlafengehen und nach dem Aufstehen
akut: bis zu 3-mal stündlich 3 Sprühstöße
chronisch: 3-mal 3 Sprühstöße täglich
3-mal täglich 10 Tropfen auf etwas Wasser einnehmen

SPAGYRO System

Angst mit Herzstichen
Brechdurchfall bei Kindern
Bronchialhusten
Einschlafstörungen
Gedankenreiniger
Keine Regeneration trotz Schlaf
Kopfschmerz untersch. Genese
Körperliche Regeneration
Reisekrankheit
Resistenzsteigerung
Schlaflosigkeit
Schmerzen allgemein
Zur nächtlichen Regeneration

Wirkungen und Modalitäten: beruhigend, entspannend
Emotional: Ängstlich, übernervös und rastlos. Zur Findung von innerer Distanz zu Problemen und Schwierigkeiten. Verhilft zur Einkehr und Ruhe. Hilft aus einem Teufelskreis herauszukommen, der Angst macht. Hält die Bodenhaftung. Lieben ohne den Wunsch zu ändern, zu manipulieren oder zu verbessern.

Ähnliche Mittel: Piper methysticum

Verbena officinalis Glückselig – Eisenkraut

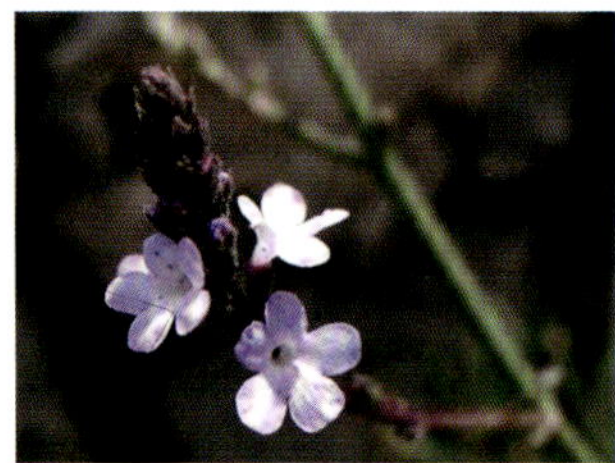

In der Schweiz eine bekannte und viel als Tee genutzte Pflanze.

Anwendungsgebiete
Erschöpfungszustände, Blutarmut, Nervenleiden, nervöse Depression, Nierenstauung, Nierenschwäche, Gelbsucht, Gallestauung, Einschlafstörungen
Hauptsächliche Anwendung
Blutbildung, Entkrampfung

Dosierung
chronisch: 3-mal 3 Sprühstöße täglich
10–20 Tropfen 3-mal am Tag auf 1 Esslöffel Wasser oder auf Zucker

SPAGYRO System

Depressive Verstimmung
Gallenbeschwerden
Hypotonie
Keine Regeneration trotz Schlaf
Leberbeschwerden
Mental fit im Alter
Wundheilungsfördernd
Zur nächtlichen Regeneration

Wirkungen und Modalitäten: aufbauend, entstauend
Emotional: Macht charismatisch und diplomatisch, reduziert Selbstzweifel und fördert die Initiative und Entscheidungsfreude. Gelassenheit, Ich-Stärke und innere Ruhe werden gestärkt und Erwartungsängste abgemildert. Eisenkraut sorgt auch dafür, dass man nicht hochmütig wird.

Vinca minor – Immergrün

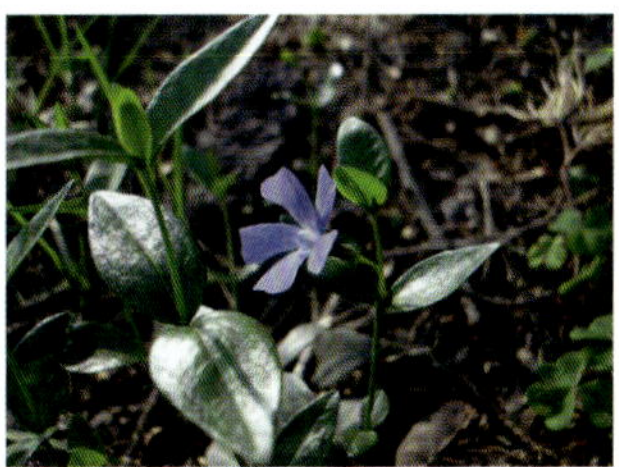

nässende Hautausschläge

Anwendungsgebiete
sehr empfindliche Haut mit juckenden Ausschlägen die zum Kratzen zwingen, brennende Flechten mit Borken und Krusten, Schuppenflechte, Hautausschlag, zerebrale Durchblutungsstörungen; Blutungen aus allen Organen mit großer Mattigkeit
Hauptsächliche Anwendung
chronische, konstitutionelle und skrofulöse Hautleiden mit Hautempfindlichkeit und juckenden Ausschlägen

SPAGYRO System

Allergie
Allergische Hautreaktionen
Denkanstoß
Durchblutungsstörungen des Gehirns
Haut
Hautausschlag
Hautreinigung
Magen-Darm-Blutungen
Milchschorf
Rosacea
Schuppenflechte
Schwindel
Sonnenallergie
Windeldermatitis

Wirkungen und Modalitäten: juckreizmildernd

Vincetoxicum – Schwalbenwurz

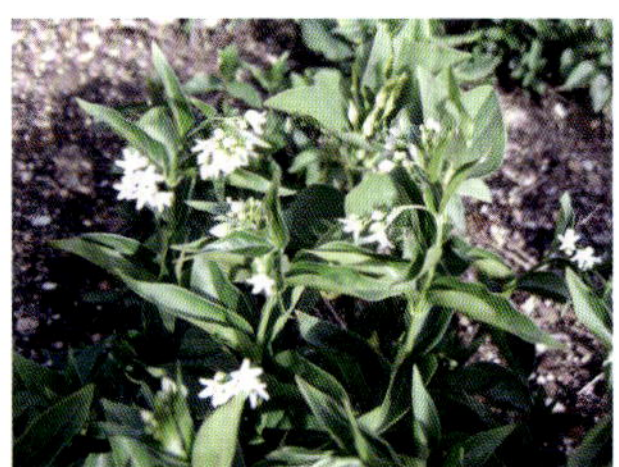

Ausleitungsmittel für Viren

Anwendungsgebiete
virale Infekte, Grippe, Rheuma, vor allem unterstützt es den Organismus in seinem Bestreben, Viren auszuscheiden und Restzustände nach viralen Infektionen auszuheilen. Warzen
Hauptsächliche Anwendung
akute Virusinfektionen aller Art, Rückfallphasen viraler Infektionen, Herde nach viralen Infekten, Beschwerden im Muskel- und Gelenksystem nach viralen Infektionen

SPAGYRO System

Allergie
Anti-Infekt
Aphthen
Atmungsorgane
Ausleitung Borreliose
Bewegungsapparat
Bläschen an Mund und Körper
Entzündungen, allgemein
Epstein-Barr-Virus
Erkältung / Grippe
Grippe, akut
Gürtelrose
Gürtelrose Herpes
Hand-Mund Fuß-Krankheit
Hashimoto-Thyreoiditis
Herpes
Husten
Impfbegleitung
Impfen
Männergrippe
Mundfäule / Soor
Säuglingsschnupfen
Schnupfen
Schnupfen akut, wässrig, klar
Virenfrei
Warzen
Windpocken

Wirkungen und Modalitäten: virenausleitend

Ähnliche Mittel: Aconitum, Belladonna, Eupatorium, Echinacea

Viola tricolor – Acker Stiefmütterchen

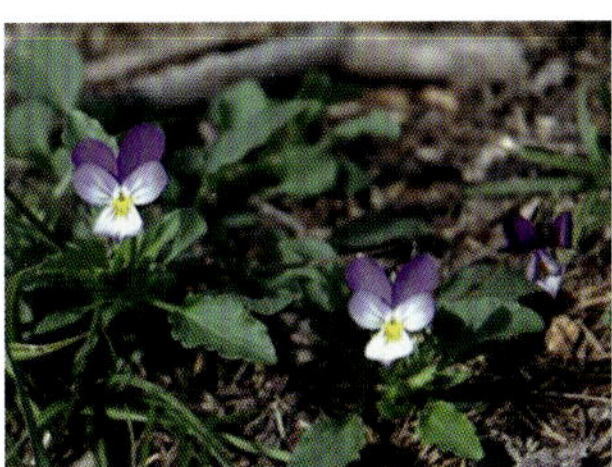

Ein bewährtes Ekzemmittel, vor allem bei Kindern.

Anwendungsgebiete
Hautausschlag mit unerträglichem Jucken, besonders an Gesicht und Kopf, Blutreinigungsmittel mit cortisonähnlicher Wirkung, diuretische Wirkung, skrofulöse Kopfausschläge, Flechten und fressende Ausschläge, „Drüsenvereiterungen"
Hauptsächliche Anwendung
ekzemartige Hautausschläge

Dosierung
akut: bis zu 3-mal 3 Sprühstöße stündlich
chronisch: 5-mal 3 Sprühstöße
10–30 Tropfen der Essenz auf eine Tasse Wasser im Laufe des Tages trinken

SPAGYRO System

Akne
Allergische Hautreaktionen
Ausleitung
Hautausschlag
Hautreinigung
Mund-frisch
Neurodermitis
Ohrenbeschwerden
Pubertät Jungen
Pubertät Mädchen
Schuppenflechte
Sonnenallergie
Windpocken

Wirkungen und Modalitäten: schweißtreibend, hautstoffwechselfördernd, harntreibend, blutreinigend

Ähnliche Mittel: Rhus toxicodendron

Viscum album – Mistel

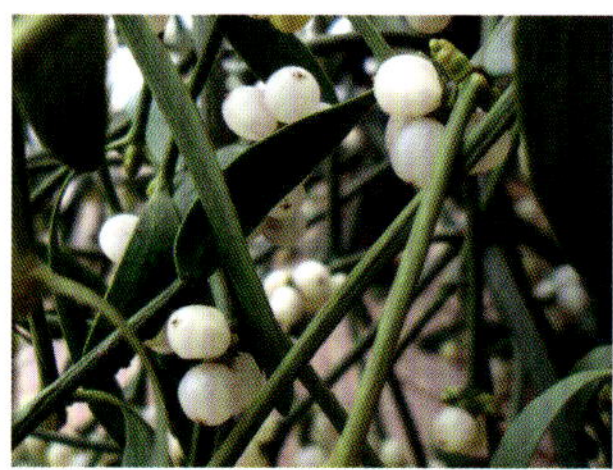

Diese alte Zauberpflanze, die man auch die „Allesheilende“ nannte, war schon den Druiden ganz besonders heilig. Sie wurde von diesen nur mit goldenen Sicheln unter feierlichen Zeremonien vom Eichenbaum geschnitten.

Anwendungsgebiete
senkt den Blutdruck, stärkt den Herzmuskel, Angina pectoris, Gefäßspasmen, Hypertonie, Arteriosklerose, ordnet die Verbände in den Zellen, Migräne, Kopfschmerzen, Hypotonie, Schwindel mit der Neigung rückwärts zu fallen, Herzklopfen, Krebs; Jucken und brennen der Haut mit kribbeln und Ameisenlaufen, asthmatische Anfälle
Hauptsächliche Anwendung
Hypertonie, Angina pectoris, parenteral bei Arthrosen sowie Krebserkrankungen

SPAGYRO System

ADHS
Durchblutungsstörung des Gehirns
Erhöhter Blutdruck
Herz / Kreislauf
Hypertonie
Schlaganfall
Schwindel

Wirkungen und Modalitäten: durchblutungsfördernd, blutdrucksenkend, gefäßerweiternd, kreislaufanregend, cholesterinsenkend
Verschlimmerung: nachts

Ähnliche Mittel: Crataegus

Yohimbe – Yohimbe

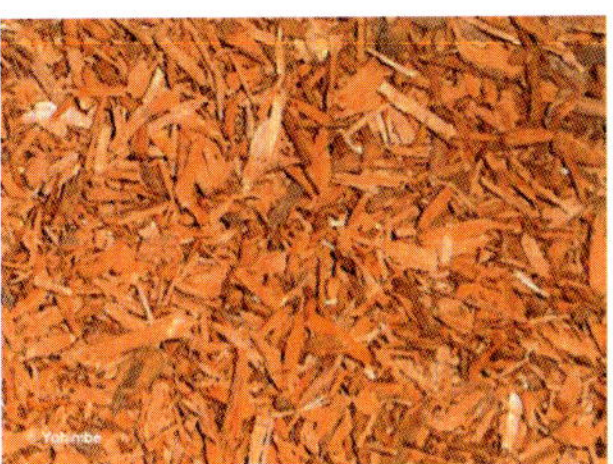

Erschöpfungszustände

Anwendungsgebiete
Nervenschwäche, Wirkung auf Sexualorgane, Impotenz, Erschöpfungszustände, Hypertonie bei Arteriosklerose, vorzeitige Alterserscheinungen, zur Anregung des Kreislaufs, nervöse Unruhe
Hauptsächliche Anwendung
vorzeitige Alterserscheinungen, Impotenz, Kreislaufschwäche, vollständige Erschöpfung

SPAGYRO System

Aphrodisiakum für Männer
Endokrinum
Herbstkur
Hypertonie
Männergrippe
Mental fit im Alter

Wirkungen und Modalitäten: Aphrodisiakum für Männer, Herbstkur, Mental fit im Alter, Mental fit im Alter, Endokrinum, Hypertonie, Männergrippe

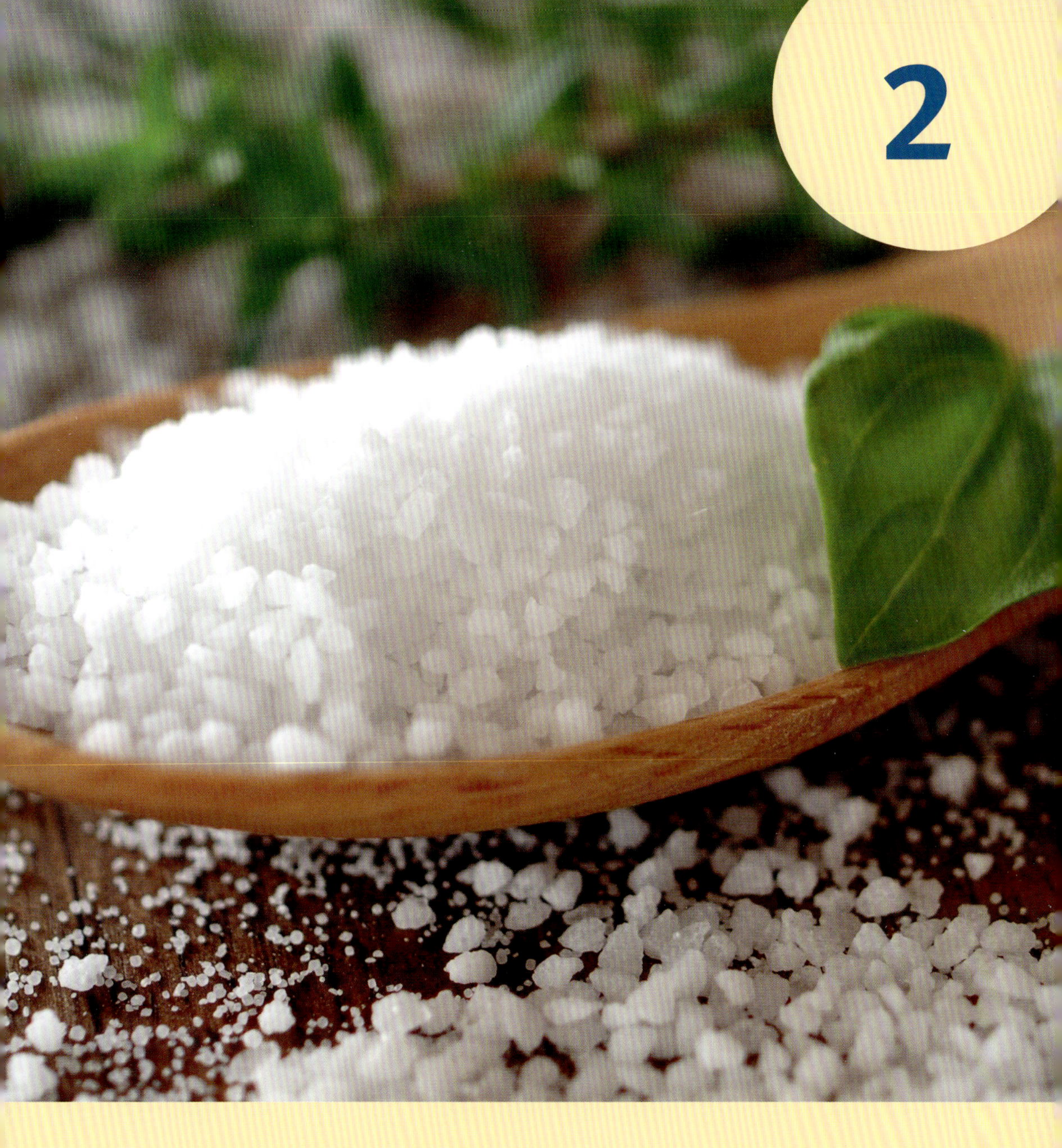

2

Mineralsalze des Lebens

Mineralsalze des Lebens

Spagyrische Essenzen nach Dr. Zimpel werden in der Praxis als Einzelmittel oder in Kombinationen eingesetzt. Zimpel`s Arcanums enthielten Mischungen aus Spagyrik und Homöopathie. Um 1930 enstanden die Spabione (Spagyrik + Biomineralstoffe/Schüßler-Salze-Mischungen). Die logische Konsequenz daraus ist die Schüßler-Salze nach Glückselig herzustellen.

Spagyrik nach Glückselig

Spagyrische Urtinkturen nach Glückselig und deren flüssigen Verdünnungen werden die pflanzlichen, mineralischen oder metallischen Ausgangstoffe oder deren Mischungen mit gereinigten Wasser, Ethanol-Wasser Gemischen oder mit Säuren versetzt. Danach wird es einer Einfach- oder Mehrfachdestillation unterworfen („Kohobation"). Das letzte Destillat ist hochenergetisiert und wird nun noch auf eine D6 potenziert. In Versuchsreihen und aus den Erfahrungen mit den spagyrischen Präparaten nach Glückselig zeigen sie in dieser Potenz, eine breite und stark energetische Wirkung.

Conrad Glückselig (* 11. Juli 1864; † 1934) war Naturheilkundiger und Chemiker

Glückseligs naturheilkundliches Wissen, sein alchemistisch-spagyrisches Verständnis sowie sein Studium der theosophischen Literatur und Weltanschauung, dass er bis zu seinem Tod verfolgte und der Dialog mit anderen Theosophen bilden das Fundament seines Schaffens.

Ab 1896 betätigte sich C. J. Glückselig als Naturheilkundiger. Damals wandte er vor allem pflanzliche und sogenannte elektrohomöopathische Zubereitungen von Mattei an. In der Therapie ging er jedoch bald zu spagyrischen Rezepturen über, die er selbst herstellte. Durch seine therapeutischen Erfolge erlangte Conrad Johann Glückselig bald Bekanntheit als „theosophischer Arzt" und Alchemist.

Von 1914–1921 arbeitete Glückselig mit Alexander von Bernus zusammen. Durch sein Wissen und therapeutische Erfahrungen wurde das Labor von diesem fertiggestellt.

Nach der erfolgreichen Zusammenarbeit mit Alexander von Bernus widmete sich Glückselig wieder vollständig seiner eigenen Arzneimittelentwicklung und seiner therapeutischen Tätigkeit in Stuttgart-Vaihingen. Er übersetzte theosophische Schriften, Aufsätze und Bücher ins Deutsche, verbreitete sie und gründete in Stuttgart einen theosophischen Zusammenschluss, den er bis zu seinem Tod im Jahr 1934 leitete. Glückseligs Ideen, die in seiner Zeit teilweise als revolutionär angesehen wurden, lösten bei seinen Zeitgenossen auch Missverständnisse aus. So beschäftigte er sich z. B. bereits mit der Züchtung vitaler Vegetabilien, die er als eine der wichtigsten Grundlagen der menschlichen Gesundheit ansah. Dabei hatte er Vorstellungen die erst sehr viel später durch die Erkenntnisse der Ernährungs- bzw. Vitaminforschung bestätigt wurden.

„Vor aller Theorie ist die Praxis, und einen praktischen Arzt muss es in erster Linie darum zu tun sein, den möglichst günstigen Erfolg an Krankenbette zu erzielen, Gleich viel, komme aus den Lehrern der Universitäten im In- und Ausland oder aus denen der Anhänger Rademachers oder Hahnemanns. Alles, was im Stande ist, der leidenden Menschheit in irgend einer Beziehung nützlich zu sein, muss er wissen, er weiß es aber erst, nachdem es ihnen gelungen ist, die beobachteten Tatsache nach den bestehenden Naturgesetzen zu erklären und sie demselben unterzuordnen."

Dr. med von Grauvogel, Zeitgenosse Hahnemanns (Einleitung Spabione 1930)

Nach der Überzeugung von Dr. Schüßler, sind die 12 Grundsalze Hauptbestandteile des menschlichen Körpers. Sie entfalten ihre besondere Heilkraft erst durch die homöopathisch oder spagyrische Aufarbeitung. Erst dadurch können sie die benötigten Informationen an die richtige Stelle im Körper bringen. Der Einsatz der Schüßler-Salze ist ein wesentlicher Faktor in der naturheilkundlichen Therapie.

Die Spagyrik-Spezialisten Phönix Laboratorium und Spagyro Staufen-Pharma haben nun diese spagyrisch energetisierten Essenzen in Zusammenarbeit hergestellt. Die 12 Mineral-Essenzen (30 % Alkohol) haben den Vorteil, dass neben den körperlichen, feinstofflichen Salzinformationen nun auch die Merkur- und Sulfur-Kräfte dieser Salze deutlicher hervortreten können. Die Essenzen liegen nun alle in einer einheitlichen Potenz D6 vor, diese Potenz deckt gleichzeitig wie in der Spagyrik nach Dr. Zimpel die Bereiche einer D3–D12 im Wirkungsprofil ab. Sie wirken ganzheitlicher und sind natürlich frei von Lactose und Gluten! Sie lassen sich hervorragend mit den Spagyro-Essenzen mischen! Durch die besondere Galenik sind Salben mit den spagyrischen Schüßler-Salzen jetzt leicht herstellbar.

Herstellungsvorschrift für die flüssigen, spagyrischen Schüßler-Salze

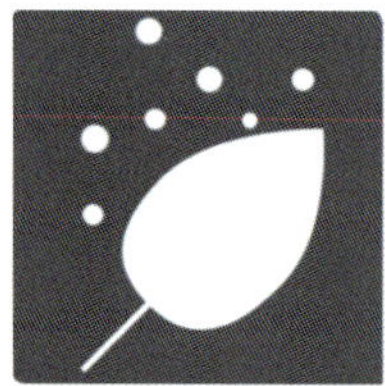

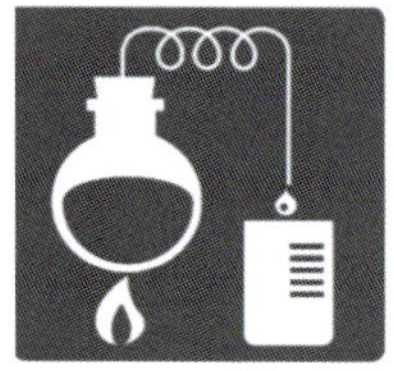

Phönix Laboratorium 54 b

Ein Teil Ausgangstoff mit 99 Teilen flüssigem Arzneiträger (Säuren, gereinigtes Wasser, Ethanol-Wasser-Gemische) gelöst oder dispergiert.

Die Lösung wird einmal bis mehrmals destilliert, wobei nach jeder Destillation das Destillat mit dem Rückstand vereinigt wird, abschließend wird nur die letzte Destillation verwendet,

dies ist die Urtinktur = Ø = D2

Bezeichnung: spag. Glückselig

Nr. 1 – Calcium fluoratum spag. Glückselig D6

Funktion	**Salz der Hülle**, Aufbau der schützenden Körperhülle, Elastizität der Gewebe; hilft bei Anpassungsschwierigkeiten
Mangelerscheinungen	Zahnverfall, verhärtete Drüsen, Überbein und Krampfadern; verstärkte Brüchigkeit; vermehrte Hornhautbildung; rissige Hände, Schwangerschaftsstreifen, Bänderschwäche, Senkungen, Osteoporose, Karies, Krampfadern
Wirkung auf seelischer Ebene	Mach einen Schritt nach dem anderen und trage die Verantwortung dafür, möchte Wahrgenommen werden, ist sich seiner Selbst nicht sicher, dünnhäutig, auf Applaus aus
Psychische Merkmale	Schutz des Lebens, Schutz der Eigenwirkung. Bei einem starken Mangel an Calcium fluoratum besteht die Neigung zu allgemeinen Anpassungsschwierigkeiten. Auch ist diese Personengruppe häufig eigensinnig und verschlossen. Die Betroffenen wirken abwesend und leiden meist unter unbegründeten Ängsten. Unbegründete Furcht. Abgrenzung
Meridianzuordnung	Dem Salz Calcium fluoratum ist dem Dreifacher-Erwärmer (Schilddrüse) zugeordnet. Der Schilddrüse werden die Gemütszustände Leichtigkeit, Beschwingtheit, aber auch schwere Depressionen zugeordnet. Zustände von Melancholie, Trauer, Verzweiflung oder Hoffnungslosigkeit geben einen Hinweis auf mangelndes Calcium fluoratum.
Affirmation	Ich gebe mich liebevoll dem Fluss der Veränderung hin. Ich öffne sanft mein Herz. Ich lebe in der Gegenwart und begrüße sie mit offenen Herzen.
Antlitz-Zeichen	Bräunlich-schwärzliche Verfärbung ums Auge; dunkle Linie vom inneren Augenwinkel; blaue Lippen

Nr. 2 – Calcium phosphoricum spag. Glückselig D6

Funktion	**Salz der Fülle**, Regeneration und Aufbau, Eiweißverarbeitung, Existenzängste, leicht erregbar, Beruhigung des Herzens
Mangel-erscheinungen	Blasse und blutarme Menschen, kalte Extremitäten mit Parästhesie. Verspannungen, Muskelkrämpfe, Knochenbrüche, Wachstum, Osteoporose, Wetterfühligkeit, Schwangerschaft, Wachstum, Nasenbluten, Blutarmut, Nervosität, Schulkopfschmerz, Durchblutung, Regeneration, Rückenschmerzen
Wirkung auf der seelischen Ebene	Sei aufrichtig, nimm deine innere Aufgabe an, überlasse dich der inneren Führung. Frage nach dem Sinn des Lebens; Existenzängste, Ängste; hungrig nach Kontakt; verkrampft in den Muskeln
Psychische Merkmale	Existenzängste, Angst übersehen zu werden. Provoziert dadurch Reaktionen für die eigene Befindlichkeit. Die psychische Mangelerscheinungen von Calcium phos. sind neben fehlender Warmherzigkeit auch Aggressivität und leichte Verzagtheit. Der ausgeprägte Calcium-phos.-Typ ist kontaktarm und nervlich leicht erregbar. Nervosität und Schlafstörungen; sowie Schulkopfschmerz.
Meridianzuordnung	Das Salz Calcium phos. ist in der chinesischen Medizin dem Gallenblasen-Meridian zugeordnet. Es handelt sich hierbei um den Meridian der Verehrung. Die Gefühle Liebe, Wut und Jähzorn werden ihm zugeschrieben. Die Bezeichnung für den Temperaments-Typ „Choleriker" ist eng mit der Galle verknüpft, und im Volksmund heißt es: „es läuft einem die Galle über". Bei Menschen mit einem starken Mangel an Calcium phos. erstreckt sich die emotionale Bandbreite von Wut oder Zorn mit möglicherweise gewaltigen Attacken bis hin zu Liebe, Verehrung und den aktiven Zugehen auf Personen. Das Salz sorgt für den Ausgleich.
Affirmation	Ich geh liebevoll auf andere zu. Ich geh jetzt versöhnlich auf andere zu.
Antlitz-Zeichen	„Wachspuppe", wachsweiß, besonders Ohr, Nasenspitze, Gesicht; schmale Lippen

Nr. 3 – Ferrum Phosphoricum spag. Glückselig D6

Funktion	Erste-Hilfe-Mittel; 1. Entzündungs-Stadium, Psychische Reibung, Konzentrationsmangel
Mangel-erscheinungen	Schmerzen, chron. Ohrenschmerzen und -entzündung, Tinnitus, Erkältung, Verletzungen, Leistungssteigerung, Blutarmut, Eisenmangel, Durchfall, Verstopfung, Sonnenbrand, Konzentrationsmangel, klimakterische Hitzewallungen
Wirkung auf seelischer Ebene	Richte deine Aufmerksamkeit auf alltägliche Situationen. Konzentriere dich auf das, was jetzt gerade geschieht. Auseinandersetzung mit der Umwelt – mit der eigenen Person. Reibung um jeden Preis, geladen. Heftig (intensiv) in der Auseinandersetzung.
Psychische Merkmale	Psychische Reibung (chron. Unzufriedenheit, zu hohe Ziele) führt zu Energieverlusten. Personen mit einem Mangel an Ferrum phos. zeigen häufig Konzentrationsmängel, Schlaflosigkeit, geringe Widerstandskraft und Ängstlichkeit. Oft fehlt es Ihnen an Standfestigkeit und Durchsetzungskraft. Versucht anderen seinen Willen, sein Tempo aufzuzwängen.
Meridianzuordnung	Das Lebenssalz Ferrum phos. ist den Herz-Meridian zugeordnet. Unausgewogenheit dieses Meridians führen zu Zorn und Ärger. In seinen balancierten Zustand wird Liebe und Vergebung gelebt. Zorn ist definiert als ein Unbehagen des Geistes mit der Absicht nach Vergeltung, nachdem wir verletzt wurden. Vor allem bei herzkranken Patienten findet man meistens den Zorn neben anderen Gefühlen, die diesem Meridian zugeordnet werden. Die Störung dieses Meridians signalisiert einen dringenden Handlungsbedarf in punkto Vergebung. Diese Vergebung muss nicht die Außenwelt betreffen – oft ist eine Versöhnung mit sich selbst erforderlich.
Affirmation	Ich liebe. Ich verzeihe. Ich bin versöhnlich.
Antlitz-Zeichen	Rot-warme Ohren; Ferrum-Röte im ganzen Gesicht; bläuliche Schatten seitlich an der Nasenwurzel.

Nr. 4 – Kalium chloratum spag. Glückselig D6

Funktion	**2. Entzündungs-Stadium**, Drüsenbetriebsstoff, Mitleid sowie Mitgefühl, „eingebildete Kranke"
Mangelerscheinungen	Husten, Schnupfen, chronische Gelenkleiden, Muskelschwäche, Sehnenerkrankungen, neuralgische Schmerzen; Stockschnupfen; Milchunverträglichkeit, erkältlich, frostig, rheumatisch und schlaff, Warzen, Thromboseneigung, Besenreiser (Couperose)
Wirkung auf seelischer Ebene	Prüfen, welche Störungen in der Umwelt durch dich verursacht werden
Psychische Merkmale	Gefühle: Mitleid sowie Mitgefühl Gefühlsprobleme und Anpassungsschwierigkeiten. Die psychischen Merkmale bei Kalium-chloratum-Mangel lassen sich am besten mit Hypochondrie (eingebildete Kranke) bezeichnen. Betroffene Personen neigen darüber hinaus zu Gleichgültigkeit und Trägheit; Schwerhörigkeit.
Meridianzuordnung	Das Salz Kalium chloratum gleicht den Dickdarm-Meridian aus. Dieser Meridian ist für Selbstwert und Schuldgefühle zuständig. Meist besteht eine direkte Beziehung zwischen dem Dickdarm-Meridian und den ebenfalls der chinesischen Medizin geläufigen Dreifachen Erwärmer, der der Schilddrüse zugeordnet ist. Depressionen und Schuldgefühle entstehen häufig aus kindlichen Zorn, Hass oder Leid gegenüber der Mutter. Patienten mit dauerhaften Schuldgefühlen leiden häufig an Darmbeschwerden aufgrund von entzündlichen Veränderungen oder Geschwüren. Sie empfinden sich als innerlich schmutzig. Die ersten Schritte eines Betroffenen sollten sein, das Selbstwertempfinden aufzubauen und von den Schuldgefühlen abzulassen.
Affirmationen	Ich bin von Grund auf rein und gut. Ich liebe mich, daher lieben mich auch andere. Ich bin es wert, geliebt zu werden.
Antlitz-Zeichen	Hautgries, Couperose, bläuliche Skleren, milchig-bläuliche Färbung um die Augen

Nr. 5 – Kalium phosphoricum spag. Glückselig D6

Funktion	**Nerven- und Gehirnmittel**, biochemisches Antiseptikum; Überforderung, übertriebener Einsatz im Leben, Ängstlichkeit; Energiesalz • Regeneration • biochemisches Antiseptikum
Mangelerscheinungen	Erschöpfungszustände, Mundgeruch, Zahnfleischbluten; Weinerlichkeit, permanente Müdigkeit, Neuralgien, Wundheilungsstörung
Wirkung auf seelischer Ebene	Erkenne die Auswirkungen deiner Gedanken. Behalte die Kontrolle über deine Gedanken. Zielorientiert, Gefahr der Überforderung von innen und außen. Angeschlagenes Gemüt, antriebslos, apathisch, depressive Erschöpfung, gelähmt, teilnahmslos. Agrophobie, Flucht vor der Welt, sucht die Einsamkeit.
Psychische Merkmale	Überforderung sowohl von außen als auch von innen. Übertriebener Einsatz im Leben. Platzangst, Nervosität und/oder Gedächtnisschwäche können Zeichen eines Kalium-phosphoricum-Mangels sein. Andere Anzeichen sind Stimmungsschwankungen, Nervöses Asthma, Überforderungs-Migräne sowie auch Burn-out; Melancholie oder Hypochondrie. Stimmungsschwankungen, „liegt auf der Lauer“.
Meridianzuordnung	Kalium phosphoricum ist dem Dünndarm-Meridian zugeordnet, ein Meridian der Freude. Ist er energetisch aus dem Gleichgewicht geraten, schlägt die Freude in Kummer, Leid und Traurigkeit um. Die solchermaßen Betroffenen wirken niedergeschlagen und traurig. Spricht man sie darauf an, beginnen sie meist sofort an zu weinen. Sie sind dann allerdings auch erleichtert, dass jemand die Ventile geöffnet hat, da sie selbst zumeist nicht in der Lage sind. Die Zufuhr von Kalium phosphoricum hilft Menschen, an Freunde zu denken und sich durch positive Affirmationen in einen anderen Zustand zu bringen.
Affirmation	Ich bin voller Freude. Ich hüpfe vor Freude.
Antlitz-Zeichen	Aschgraues Gesicht, eingefallene Schläfen, erschöpfter leidender Ausdruck

Nr. 6 – Kalium sulfuricum spag. Glückselig D6

Funktion	**3. Entzündungs-Stadium**, Sauerstoffübertragung in die Zelle, chronische Krankheiten. Will immer die Erwartungen der Anderen erfüllen, Außenorientierung
Mangel-erscheinungen	Asthma, Hautkrankheiten, Pigmentflecken, Völlegefühl nach dem Essen, nächtliche Herzklopfen nach dem Aufwachen, Beklemmung, Lebererkrankungen, Muskelkater
Wirkung auf seelischer Ebene	Verzeihe und lass los um Neuem Platz zu machen. Lebe in der Gegenwart. Eigene Bedürfnisse werden an die Erwartungen der anderen angepasst, übertriebene Aufmerksamkeit der Außenwelt; Freier Wille – Freie Entscheidung. Lösung von einengenden Verhältnissen, Angst vor engen Räumen, süchtig nach frischer Luft. Übel vor Aufregung.
Psychische Merkmale	Übertriebene Aufmerksamkeitshaltung gegenüber der Außenwelt. Der Mangel an Kalium sulfuricum zeigt sich auf der psychischen Ebene durch mangelndes Selbstvertrauen, ängstliche Stimmung, langsames Denken oder passives Verhalten. Alle Merkmale können mit Traurigkeit einhergehen. Überempfindlich, missmutig, niedergeschlagen; Übertriebene Sorge, die Erwartungen anderer nicht zu erfüllen.
Meridianzuordnung	Kalium sulfuricum ist nach der chinesischen Medizin dem Leber-Meridian und damit dem Glücklichsein zugeordnet. Ein Mangel an Kalium sulfuricum steht für eine Schwäche des Leber-Meridians und damit für das Unglücklichsein. Menschen, die traurig aussehen, werden im Volksmund gefragt: „Was ist dir über die Leber gelaufen"? Glück bedeutet für jeden etwas anderes: das Gute ausgehend von Vorhaben, reichlich Geld zum Lebensunterhalt zu verdienen oder das Empfinden, vom Schicksal begünstigt zu sein. Man ist geneigt, äußere Umstände mit einzubeziehen. Doch nicht umsonst heißt es: „jeder ist seines eigenen Glückes Schmied". Kalium sulfuricum unterstützt den Leber-Meridiane und trägt so dazu bei, das Glück wieder in die eigenen Hände zu nehmen und Verantwortung für das Ergebnis seiner Entscheidung zu übernehmen.
Affirmationen	Ich gehe mit Freude meinen Weg. Ich lebe die Gegenwart mit meinem ganzen Sein. Ich trage mit Leichtigkeit die Verantwortung für mein Leben.
Antlitz-Zeichen	Pigmentflecken, Altersflecken, bräunlich-gelbliche Färbungen im Gesicht

Nr. 7 – Magnesium phosphoricum spag. Glückselig D6

Funktion	**Ist das unschädliche, giftfreie „Morphin" der Naturheilkunde!** Schmerzzustände, Drüsenmittel, Periodenschmerzen; Angst vor Blamage, leichte Erregbarkeit, Verlegenheitsröte
Mangel-erscheinungen	blitzartig einschießende Schmerzen, Schlafstörungen, Engegefühl in der Herzgegend, Kloßgefühl im Hals, Schluckauf. Ein Zeichen von besonders hohem Magnesium-Mangel sind Menschen die viel Schokolade essen. Krämpfe, Migräne, Schmerzen,
Wirkung auf seelischer Ebene	Wo zwinge ich mich in eine Rolle um anderen zu gefallen? Wo ersticke ich im Alltag und gebe meinen Seelen-Impulsen nicht genug Raum zur Entfaltung? Freude, Lebenselixier der Freude; Himmelhoch jauchzend – zu tode betrübt; Anerkennung und Würde, Angst vor Blamage/Spott; angespannte Nerven, nervlich erledigt, missmutig, unsicher, verkrampft; reduziert das Verlangen nach Kaffee, süchtig nach Kakao, Nikotin, Schokolade
Psychische Merkmale	Scham – Angst vor Blamage, daraus folgt Spott und Hohn Schulkopfschmerz, die psychischen Auswirkungen eines Mangels an Magnesium phosphoricum können Verdrießlichkeit, leichte Erregbarkeit, Unruhe, Eigensinnigkeit und Stimmungsschwankungen sein. Auch Lebensangst, Furcht und Neurosen werden zu den Auswirkungen dieses Mineralmangels gezählt. Die eigene Wertigkeit wird nicht mehr erkannt.
Meridianzuordnung	Magnesium phosphoricum wird dem Blasen-Meridian zugeordnet, der in der chinesischen Medizin für die Emotionen Frieden und Harmonie beziehungsweise in unausgeglichener Form für Ruhelosigkeit, Ungeduld und Frustration zuständig ist. Diese Zuordnung erfolgt nicht zufällig. Sicher weiß jeder, dass Leute, die besonders vor Prüfungen angespannt sind, immer wieder zur Toilette müssen und unruhig hin und her laufen. Als positiver Ausdruck des Blasen-Meridians wird Harmonie beschrieben. Harmonie bedeutet über „Einkunft der Empfindungen". Wenn innerlich und äußerlich eine Übereinkunft oder ein Einvernehmen herrscht, dann sprechen wir von Harmonie. Musikalisch betrachtet, ist die Harmonie die Auflösung der Dissonanz. Diese Definition gilt für die Seele gleichermaßen. Um zu Harmonie zu gelangen, ist Ruhe nötig.
Affirmation	Ich bin friedvoll und ausgeglichen. Alle Unannehmlichkeiten und Konflikte in meinem Inneren sind geklärt. Ich lebe im Gleichgewicht.
Antlitz-Zeichen	Stressflecken an Hals und Dekolleté; schnelles Erröten; Wangenröte (kalt)

Nr. 8 – Natrium chloratum spag. Glückselig D6

Funktion	**Wenn´s kracht die Acht (knackende Gelenke)**; Entgiften, Ausgleich von zu viel Kochsalz-Aufnahme, Gewebeaufbau, Zellteilung, „Brennen" Will es allen recht machen. Knorpelgewebe; Bänder und Sehnen; ein Phänomen bei zu hoher Kochsalzeinnahme, wird durch leicht flüchtigen Alkohol (Bier, Sekt) das Durstzentrum angeregt und man neigt dazu, diese Getränke dann verstärkt z.B. am Abend zu trinken.
Mangel-erscheinungen	Magenbeschwerden, Sodbrennen, Insektenstiche und brennende Ausschläge, gegen hohen Blutdruck und auch gegen Migräne (Zirkulationsstörungen der Blutgefäße im Gehirn), Blasenentzündung
Wirkung auf seelischer Ebene	Das Kräfteverhältnis im Geben und Nehmen ist ausgeglichen. Flexibilität in der Lebenshaltung – Bestreben nach dem Weiterkommen Schmollt, ist enttäuscht, festgefahren, frustriert; reagiert panisch auf Allergien, hilft bei Alkoholsucht; süchtig nach Entspannung, Salz, gewürzten Speisen
Psychische Merkmale	Will es allen Recht machen. Auch bei einem Natrium-chloratum-Mangel findet man unter dem psychischen Merkmalen Traurigkeit (Gefühl nicht genug zu sein), vermischt mit Weinerlichkeit, Empfindsamkeit und Verzagtheit. Die Betroffenen klagen über eine auffallende Tagesmüdigkeit, Mangel an Lebensfreude und Durchsetzungsvermögen. Probleme werden schlecht verarbeitet und es besteht eine Neigung zu Albträumen, Hysterie oder Hypochondrie. Heißhunger mit schneller Sättigung.
Meridianzuordnung	Das Mineral Natrium chloratum ist dem Nieren-Meridian zugeordnet. Dieser Meridian steht in der chinesischen Medizin für die sexuelle Entschlossenheit. Ein Mangel in der Energie des Nieren-Meridians bedeutet sexuelle Unschlüssigkeit. Sie sind sich über ihre sexuelle Bedürfnisse und Wünsche nicht im Plan. Hier geht es oft um die Rolle als Mann oder Frau die sie im Leben einnehmen! Sie überlegen: Soll ich? Will ich das wirklich? Häufig ist dieser Mangel bei Beziehungsproblemen. Die Einnahme von Ferrum phos. trägt zu einer klaren Haltung bei. Durch den Entschluss, zu einer Tatsache zu stehen, gleicht sich die Nieren-Energie wieder aus.
Affirmation	Ich bin mir über mein sexuelles Bedürfnis im Klaren. Meine sexuellen Kräfte sind im Gleichgewicht.
Antlitz-Zeichen	Großporige Haut; entzündete, rote Lidränder

Nr. 9 – Natrium phosphoricum spag. Glückselig D6

Funktion	**Basensalz**, reguliert den Säure- und Fettstoffwechsel, Zuckerabbau; Druck und Gegendruck; „Bist du nicht willig, so brauch ich Gewalt".
Mangel-erscheinungen	Erhöhte Blutfettwerte, Gicht, Diabetes, Übergewicht, Entsäuerung; Neurodermitis, Akne, fettige Haut, fettige Haare, rheumatische Erkrankungen; Sodbrennen; Eiterungen, geschwollene Lymphknoten; Nervenschmerzen, Neuralgien
Wirkung auf seelischer Ebene	Finde die Veränderung im richtigen Maß – so viel wie nötig, so wenig wie möglich. Bewertet das Verhalten Anderer. Druck ist das Thema: steht unter Druck, reagiert nur auf Druck; getroffen, reagiert auf alles „sauer", Übersäuerung, Heißhunger süchtig nach Mehlspeisen, nach Saurem, nach Süßigkeiten; niedergedrückt, traurig
Psychische Merkmale	Druck und Gegendruck. Die psychischen Merkmale des Mangels an Natrium phosphoricum sind Minderwertigkeitsgefühle. Betroffene Natrium-phosphoricum-Typen reagieren schnell „sauer", ärgern sich und werden aggressiv. „Und bist du nicht willig, so brauch ich Gewalt"! Missmutig, ungeduldig, übernervös, streitsüchtig, wenig gesellig und schüchtern, ängstlich, fühlt sich auch minderwertig.
Meridianzuordnung	Das Mineral Natrium phosphoricum wird dem Kreislauf-Sexus-Meridian zugeordnet. Dieser Meridian steht im ausgeglichenen Zustand für das Loslassen der Vergangenheit, der Großzügigkeit und Entspannung. Ist dieser Meridian im Ungleichgewicht, herrschen Eifersucht, sexuelle Spannungen, Bedauern und Reue vor. Bedauern und Reue kann man zusammenfassen im seelischen Schmerz über etwas, was man getan oder unterlassen hat. Man peinigt sich dafür und ist nicht in der Lage, diesen Teil der Vergangenheit loszulassen. Man sollte sich jedoch vor Augen halten, dass es nicht möglich ist, die Vergangenheit zu verändern. Man kann nur die eigene Wahrnehmung und die Speicherung im Gehirn durch gezielte Methoden verändern. Wir haben die Möglichkeit, mehr in der Gegenwart zu leben und diese auch aktiv zu gestalten. Die Vergangenheit ist vorbei, und die Zukunft kann vorbereitet werden, aber richtig leben können wir nur die Gegenwart. Aus dieser Erkenntnis ergeben sich auch die Affirmationen. Bedenken Sie: Sie sind das Produkt ihrer Gedanken von gestern. Also ändern Sie heute ihre Gedanken und Gewohnheiten damit die Zukunft besser wird.
Affirmationen	Gerade heute ist der beste Tag meines Lebens. Ich lasse die Vergangenheit los. Ich bin entspannt. Körper, Geist und Seele sind in Harmonie. Ich bin großzügig.
Antlitz-Zeichen	Pickelige Haut; Mitesser; rotes Kinn; Säurefalten auf der Oberlippe

Nr. 10 – Natrium sulfuricum spag. Glückselig D6

Funktion	**Müllabfuhr des Körpers**; Entgiftung/Entschlackung; Geschwollene Beine/Hände/Augenlider; Übertriebene Prinzipientreue, Kontaktarm
Mangel-erscheinungen	Erkältung, Kopfschmerzen, Verdauungsschwäche, Verstopfung/Durchfall, Blähungen; geschwollene Augen; Ödeme; Warzen; Leberbeschwerden, Diabetes, Sonnenallergie, vermehrte Blasenentleerung; Herpes
Wirkung auf seelischer Ebene	Ich lasse Altes los. Ich fördere aktiv meinen Wachstumsprozess. Aktive zielbewusste Lebensführung, Tendenz zur Aggressivität, aufbrausend, cholerisch; Missachtung von Anordnungen, vorwurfsvoll; süchtig nach Bitteren; Wut und Zorn
Psychische Merkmale	Übertriebene Grundsatztreue: das Prinzip steht im Vordergrund und nicht der Mensch. Personen mit einem ausgeprägtem Mangel an Natrium sulf. wirken schweigsam und kontaktarm (Gefühlsunterdrückung). Sie sind eher an Sachen interessiert als an Menschen. Sie neigen zur Melancholie, Alkoholproblemen, Depressionen und mangelnder Lebensfreude (man kann es ihnen eh nie recht machen). Wirken leicht verwirrt, gleichgültig, schwerfällig, matt und unklar.
Meridianzuordnung	Das biochemische Mittel Natrium sulfuricum ist den Milz-Pankreas-Meridian zugeordnet. Dieser Meridian steht für die Angst vor der Zukunft, beziehungsweise – positiv ausgedrückt – Vertrauen in sie. Es geht um Fragen wie: „Wovon die nächste Miete zahlen" oder „Bin ich im Alter ausreichend versorgt?"
Affirmationen	Die Alltagssorgen scheinen den Milz-Pankreas-Meridian zu beeinflussen. Ein sicherer Hinweis auf eine Schwächung dieses Meridians ist eine Neigung zur Unterzuckerung, mit den Symptomen: plötzlicher Heißhunger, Unkonzentriertheit, Schweißausbrüche, Zittern und Schwäche. Geht das soziale Sicherheitsnetz, dass sich aus einem funktionierenden Familiengefüge ergibt, kaputt, wirkt sich das direkt auf die Energie des Milz-Pankreas-Meridians aus. Ich vertraue auf die Zukunft. Ich vertraue auf eine sichere Führung. Ich fühle mich sicher. Meine positive Zukunft ist sicher.
Antlitz-Zeichen	Grünlich um den Mund; rotbläuliche „Schnapsnase"; geschwollene Tränensäcke; gelbe Skleren

Nr. 11 – Silicea spag. Glückselig D6

Funktion	**Salz für Haut, Haare und Nägel**; Bindegewebe-Stärkung, Lösung von Säuren, Zuckungen, gereizte Nerven, Funktionieren um jeden Preis, harmoniebedürftig
Mangel-erscheinungen	Abwehrschwäche, Arteriosklerose, Bindegewebsschwäche, Nervenschwäche (Zuckungen, Schreckhaftigkeit), Krampfadern Hämorrhoiden, Zellulite, Schwangerschaftsstreifen
Wirkung auf seelischer Ebene	Abgrenzung in klarer Form. Erkenne deine eigenen Grenzen. Wie geh ich mit Anderen um? Verantwortung für das eigene Glück, Harmonie – Aggression. Wirkt ausgleichend, Angst vor Konflikte; genervt, gereizt
Psychische Merkmale	Widerspenstige und auch gehemmte Psyche. Der Mangel an Silicea zeigt sich auf der psychischen Ebene auf vielfältige Art: Nervenschwäche, Eigensinn oder Gedächtnisschwäche mit Konzentrations-Mangel. Konfliktscheu; Überempfindlichkeit gegen Licht und Geräusche.
Meridianzuordnung	Das Mineralsalz Silicea ist dem Lungen-Meridian zugeordnet. Ist dieser Meridian im Ungleichgewicht zeigen sich Emotionen wie Intoleranz, Verachtung, Hohn, Geringschätzung, Hochmut und falscher Stolz oder die Neigung zu Vorurteilen. Der Lungen-Meridian steht in der chinesischen Lehre für das Chi der Lebensenergie. Mit Lebensenergie ist hier der Atem gemeint. Ein körperlicher Ausdruck für ein Ungleichgewicht im Lungen-Meridians ist das von oben herab schauen oder das Zurückwerfen des Kopfes. Im ausgeglichenen Zustand lebt der Mensch Demut, Toleranz und Bescheidenheit. Demütig zu sein bedeutet nicht, dass man alles hinnimmt und, wie es in der Bibel steht, die andere Wange hinhält, sondern dass man dienstbereit ist. Legt man also seine Intoleranz ab und lebt die Demut in dienstbereiten Sinn, sorgt man selber für einen Ausgleich des Lungen-Meridians.
Affirmationen	Ich bin demütig. Ich bin dienstbereit. Ich bin bescheiden.
Antlitz-Zeichen	Längsfalten vor dem Ohr; tiefe Lidhöhlen; Längsgerillte Nägel; Glasurglanz auf der Nasenspitze

Nr. 12 – Calcium sulfuricum spag. Glückselig D6

Funktion	**Schockmittel**; Durchlässigkeit des Bindegewebes, Eiweißabbau, chron. Eiterungen; Gestörtes Verhältnis von Eigen- und Fremdwahrnehmung
Mangelerscheinungen	Arthrose, Eiterungen, Rheuma und Gelenksentzündungen, eitrige Angina, Nebenhöhlenvereiterungen und eitrige Bronchitis
Wirkung auf seelischer Ebene	Umgang mit der schöpferischen Kraft, Förderung der Kreativität; Abgrenzung nach außen; Wahrnehmend gegenüber der Umwelt; Abhängigkeiten werden als Unterlegenheit wahrgenommen; Reagiert auf oder mit Schock; außer sich, entsetzt, panisch; verkapselt, verschlossen
Psychische Merkmale	Gestörtes Verhältnis zwischen Innen- und Außenwelt. Eine Person mit einem hohen Mangel an Calcium sulfuricum fühlt sich häufig unverstanden und zurückgesetzt. Dies kann zu verstärkten Genuss von Alkohol und Nikotin und erhöhter Aggressionsbereitschaft führen. Verliert die Welt aus den Augen und erstickt im „eigenen Saft" (Gicht, Rheuma).
Meridianzuordnung	Calcium sulfuricum ist dem Margen-Meridian zugeordnet. In seiner ausgeglichenen Form steht dieser Meridian für Zufriedenheit. Ist der Magen-Meridian nicht in Harmonie, beherrschen Enttäuschung, Gier und Ekel die Emotionen. Eine „Ent"-Täuschung könnte das Ende der eigenen Täuschung sein. Seine eigenen Erwartungen und Haltungen zu hinterfragen hilft zur mehr Harmonie.
Affirmation	Ich bin zufrieden. Ich bin gelassen.
Antlitz-Zeichen	Kompaktierte Falten; alabasterweiße Haut

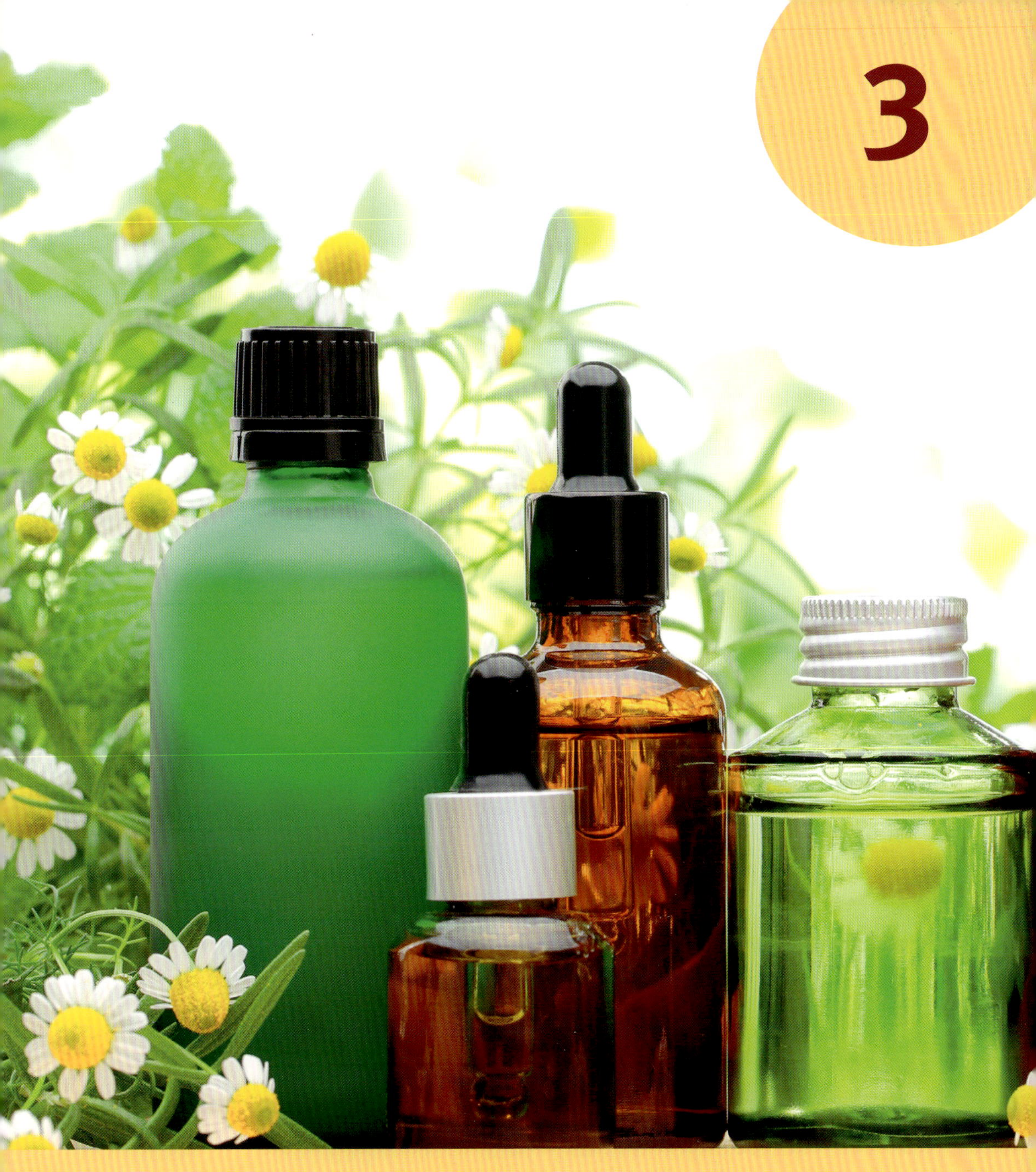

3

Rezepturen

Rezepturen

Verwendung des Rezepturteiles

Liebe/r Freund/in der Spagyrik nach Dr. Zimpel, jetzt wird es leider ein wenig kompliziert!

Warum? Die Spagyrik steht gerade wieder in der Entdeckungsphase. Die flächendeckende Versorgung von Spagyrik in den Apotheken ist leider noch nicht gegeben. Fertigpräparate können recht schnell über den Großhandel bestellt und ausgeliefert werden. Die im Buch vorgestellten Rezepturen sind individuelle Mischungsanweisungen für die Apotheke. Das heißt, Sie brauchen eine Apotheke vor Ort, die bereit ist sich die verschiedenen Einzelessenzen auf Lager zu legen, um für Ihre Patienten Ihre Rezepturen fertigen zu können.
Für alle Leser, die für sich die verschiedenen Rezepturen anweden wollen! Suchen Sie sich eine Spagyro-Apotheke – www.spagyro.de/partner/apotheker – in Ihrer Nähe und lassen Sie sich ein indivduelles Spray herstellen! Die Apotheken sind sehr gut geschult und können Sie auch speziell beraten, ob die ein oder andere Essenz ersetzt werden sollte. Fordern Sie Ihre Therapeuten oder Apotheker des Vertrauens. Das Spezielle an dem Spagro-System ist, dass für jede Person oder Tier eine eigene Mischung hergestellt werden kann.
Diese Situation macht das individuelle Verordnen von Spagyrik nach Zimpel momentan noch etwas kompliziert, doch ist eine Trendwende zu spüren. Die Erfolge, die mit der Spagyrik nach Zimpel erreicht werden, lassen aufhorchen und immer mehr Apotheken fangen an sich für diese Therapie zu interessieren. Die Rezepturen sind gute und erprobte Basisvorschläge auf 30 und 50 ml abgestimmt. Diese können Sie jederzeit durch Ihre eigene Erfahrungen ergänzen oder ändern.

So schreiben Sie ein Rezept für Halsschmerzen:

Spagyrische Mischung nach Zimpel:	
Arnica spag. D2	6.0
Belladonna spag. D2	9.0
Propolis spag. D3	6.0
Tropaeeolum majus spag. D2	6.0
Cistus spag. D2	3.0
4-mal stündlich 2 Sprühstöße in den Mund	30.0

Dieses Rezept können Sie individuell anpassen
Statt Cistus spag. D2 Allium cepa spag. D2 für überbeanspruchte Stimmbänder.
Phytolacca spag. D4 4 ml für geschwollene Mandeln dazu, den Anteil von Belladonna auf 5 ml reduzieren, oder jede Essenz um 1 ml, damit Phytolacca hier eine größere Bedeutung bekommt. Sie sehen hier beginnt die große Kunst, die vorgestellten Mischungen und die Dosierung an die Bedürfnisse Ihrer Patienten anzupassen.

Dosierung
chronisch: 3-mal 3 Sprühstöße täglich
akut: 4-mal stündlich bis Besserung eintritt, dann reduzieren
Kinder bis 3 Jahre: 3-mal 1 Sprühstoß oder 5 Sprühstöße auf eine 100-ml-Trinkflasche
Ab ca. 4 Jahren können die Kinder meist selbst schon sprühen, hier können Sie die Dosierung etwas erhöhen.

Wichtig:
In der Spagyrik kommt es nicht auf die Menge, sondern auf die Information an.
Für Alle, die lieber Tropfen anwenden gilt: 1 Sprühstoß enthält 3 Tropfen

Jetzt noch eine wichtige Information für Kinder zum Alkoholgehalt!
Die spagyrischen Essenzen nach Zimpel haben einen Alkoholgehalt von 22 Vol. %, die flüssigen Schüßler Salze nach Glückselig haben einen Anteil von 30 Vol. %, dies entspricht bei einer Kinderdosierung von 2 Sprühstößen einem Alkoholgehalt von 1,0 ml Apfelsaft.

Trotz der geringen Dosis an Alkohol, gibt es Gründe auf alkoholhaltige Medikamente zu verzichten. Deshalb bietet das Spagyro-System momentan 16 verschiedene Globuli-Mischungen an. (Informationen beim Verfasser)

Nr. 1: Bewegungsapparat – Gelenkschmerzen

Nr. 1	Bewegungsapparat	Gelenkschmerzen	30	50
SPAGYRO® Basismischung	Aconitum spag. D4	Akute Schmerzen lindernd	5	10
	Arnica spag. D2	Akute Schmerzen lindernd	5	10
	Bryonia spag. D2	Schmerzlindernd	5	5
	Cannabis sativa spag. D2	Entspannend, reizmildernd	5	5
Mineralsalz Nr. 3	Ferrum phosphoricum spag. Glückselig D6	Entzündungsmittel	5	10
Mineralsalz Nr. 11	Silicea spag. Glückselig D6	Löst Harnsäure im Gewebe	5	10

Ergänzungen

Bewegung verbessert – Rhus tox. spag. D4

Schmerzen bevorzugt links – Colocynthis spag. D4

Arthritis – Propolis spag. D3

Hüftschmerz Ursache Existenzangst – Calcium phosphoricum spag. Glückselig D6

Nr. 2: Bewegungsapparat – Gicht

Nr. 2	Bewegungsapparat	Gicht	30	50
SPAGYRO® Basismischung	Arnica spag. D2	Akute Schmerzen lindernd	6	8
	Tartarus depurates spag. Ø	Löst Ablagerungen	5	8
	Betula alba spag. D2	Ausleitend	5	8
	Cannabis sativa spag. D2	Schmerzlindernd	6	8
Mineralsalz Nr. 9	Natrium phosphoricum spag. Glückselig D6	Löst Harnsäureablagerung	3	6
Mineralsalz Nr. 11	Silicea spag. Glückselig D6	Löst Harnsäure aus dem Gewebe	3	6
Mineralsalz Nr. 1	Calcium fluoratum spag. Glückselig D6	Akute gichtische Entzündung	2	6

Ergänzungen

Gicht und Rheuma – Equisetum spag. D2

Lymphstau – Thuja spag. D2

Schmerzen in der Nierengegend – Rosmarinus off. spag. Ø

Nr. 3: Bewegungsapparat – Rheuma

Nr. 3	Bewegungsapparat	Rheuma	30	50
SPAGYRO® Basismischung	Cardiospermum spag. D2	„Phyto-Cortison-Wirkung"	5	10
	Mandragora spag. D2	Schmerzlindernd, entkrampfend	5	10
	Phytolacca spag. D2	Terrainbereinigung	5	5
	Propolis spag. D3	Entzündungshemmend	5	5
Mineralsalz Nr. 12	Calcium sulfuricum spag. Glückselig D6	Schmerzlindernd	5	10
Mineralsalz Nr. 3	Ferrum phosphoricum spag. Glückselig D6	Akute rheumatische Entzündung	5	10

Ergänzungen

Klimakterium – Rheum rhapontikum spag. D2
Kreuzschmerzen – Aesculus spag. Ø
Ischias – Colocynthis spag. D4

Nr. 4: Bewegungsapparat – Körperliche Regeneration

Nr. 4	Bewegungsapparat	Körperliche Regeneration	30	50
SPAGYRO® Basismischung	Arnica spag. D2	Erschöpfungszustände	6	8
	Angelica archangelica spag. D2	Regenerationsmittel	5	8
	Crataegus spag. D2	Regenerationsmittel	5	8
	Piper methysticum spag. D2	Entspannend	6	8
	Valeriana officinali spag. Ø	Angespannt und unter Druck stehend	3	6
Mineralsalz Nr. 2	Calcium phosphoricum spag. Glückselig D6	Regenerationsmittel	3	6
Mineralsalz Nr. 3	Ferrum phosphoricum spag. Glückselig D6	Akute gichtische Entzündung	2	6

Ergänzungen

Schlaflos überreizt – Avena sativa spag. D2
Überdreht – Nux vomica spag. D4, Coffea spag. D2
Stimmung getrübt – Absinthium spag. D2
Konzentrationsschwäche – Gingko spag. D2

Nr. 5: Bewegungsapparat – Osteoporose

Nr. 5	Bewegungsapparat	Osteoporose	30	50
SPAGYRO® Basismischung	Rheum rhaponticum spag. D2	Hormonhaushalt regulierend	6	8
	Dioscorea spag. D2	Steuerung über die Schilddrüse	5	8
	Chelidonium spag. D2	Hormonhaushalt regulierend	5	8
	Equisetum spag. D2	Bindegewebsfestigend	6	8
Mineralsalz Nr. 1	Calcium fluoratum spag. Glückselig D6	Aufbau des Knochengewebes	3	6
Mineralsalz Nr. 7	Magnesium phosphoricum spag. Glückselig D6	Auf- und Abbau der Knochen substanz	3	6
Mineralsalz Nr. 11	Silicea spag. Glückselig D6	wichtig für die Grund-Versorgung des Knochens	2	6

Ergänzungen

Bewegung verbessert – Rhus tox. D4

Wechseljahre – Cimicifuga spag. D3

Knochenbrüche – Cannabis spag. D2

Nr. 6: Bewegungsapparat – Rückenschmerzen

Nr. 6	Bewegungsapparat	Rückenschmerzen	30	50
SPAGYRO® Basismischung	Hypericum spag. D2	Nervenmittel	5	8
	Piper methysticum spag. D2	Harmonisierend	5	8
	Propolis spag. D3	Entkrampfend, entzündungs hemmend	5	8
	Cannabis sativa spag. D2	Schmerzlindernd	5	8
	Arnica spag. D2	Verletzungsmittel	5	10
Mineralsalz Nr. 3	Ferrum phosphoricum spag. Glückselig D6	Schmerzlindernd	5	8

Ergänzungen

Bewegung verbessert – Rhus tox. spag. D4

Bewegung verschlechtert – Bryonia spag. D2

Depressive Stimmung – Absinthium spag. D2

Plötzlich heftig – Aconitum spag. D4

Schwache Persönlichkeit – Angelica Archangelica spag. D2

Nr. 7: Bewegungsapparat – Sehnenscheidenentzündung

Nr. 7	Bewegungsapparat	Sehnenscheidentzündung	30	50
SPAGYRO® Basismischung	Filipendula ulmaria spag. Ø	Ausleitend	5	8
	Bryonia spag. D2	Schmerzlindernd	5	8
	Cardiospermum spag. D2	Entzündungshemmend	5	10
	Arnica spag. D2	Verletzungsmittel	5	8
	Propolis spag. D3	Schmerzstillend	5	8
Mineralsalz Nr. 4	Kalium chloratum spag. Glückselig D6	Chronisches Entzündungsmittel	5	8

Ergänzungen

Nach Anstrengung – Hypericum spag. D2

Verlauf Ellenbogen oben – Natrium sulfuricum spag. Glückselig D6

Verlauf Ellenbogen unten – Okubaka spag. D4

Bewegung verbessert – Rhus tox. spag. D4

Nr. 8: Bewegungsapparat – Restless-legs-Mischung

Nr. 8	Bewegungsapparat	Restless legs Mischung	30	50
SPAGYRO® Basismischung	Piper methysticum spag. D2	Aufbauend	12	20
	Artimesia annua spag. D2	Bringt Ruhe ins System	6	10
	Cannabis sativa spag. D2	Schmerzlindernd	6	10
	Zincum met. hom. D12	Unruhe, zittern	6	10

Ergänzungen

Nervenschwäche – Solunat Nr. 4 Cerebretik

Anpassungsschwäche – Eleutherococcus spag. D2

Nr. 9: Haut – Akne

Nr. 9	Haut	Akne	30	50
SPAGYRO® Basismischung	Agnus castus spag. D2	Vermindert Aknebildung in der Pubertät	6	10
	Viola tricolor spag. D2	Fördert Hautstoffwechsel	6	10
	Tropaeolum majus spag. D2	Antibiotische Wirkung, reguliert die Darmflora	6	10
	Piper methysticum spag. D2	Harmonisierend	6	10
Mineralsalz Nr. 9	Natrium phosphoricum spag. Glückselig D6	Ausleitungsmittel	6	10

Ergänzungen

Juckreiz – Cardiospermum spag. D2
Rosacea artig – Mandragora spag. D2
Verstärkt an der Stirn – Imperatoria spag. D2
Verstopfte Poren – Raphanus sat. spag. Ø

Nr. 10: Haut – Warzen

Nr. 10	Haut	Warzen	30	50
SPAGYRO® Basismischung	Chelidonium spag. D2	Übergeordnetes Steuerungsmittel	6	10
	Thuja spag. D2	Entgiftend	6	10
	Artemisia annua spag. D2	Antiviral, Hautregeneration	6	10
	Vincetoxicum spag. D2	Virentoxinausscheidend	6	10
	Propolis spag. D3	Antibakteriell, antiviral	6	10

Nr. 11: Haut – Neurodermitis

Nr. 11	Haut	Neurodermitis	30	50
SPAGYRO® Basismischung	Betula alba spag. D2	Nierenfunktionsmittel	5	10
	Tropaeolum majus spag. D2	Durchblutungsfördernd	5	10
	Viola tricolor spag. D2	Heilungsfördernd	5	10
	Equisetum spag. D2	Bindegewebsreinigend	5	5
	Cardiospermum spag. D2	„Phyto-Cortison-Wirkung“	5	10
Mineralsalz Nr. 12	Calcium sulfuricum spag. Glückselig D6	Bindegewebsreinigend	5	5

Ergänzungen

Unter Stress verstärkt – Piper meth. spag D2. und Kalium phophoricum spag. Glückelig D6
Loslassen der Vergangenheit – Juniperus spag. D2
Nach Kortisongabe zur Ausleitung – Urtica urens spag. D2
Antiallergisch – Cistus incanus spag. D2

Nr. 12: Haut – Schuppenflechte

Nr. 12	Haut	Schuppenflechte	30	50
SPAGYRO® Basismischung	Vinca minor spag. D2	Hautregeneration	5	8
	Solidago virg. spag. D2	Nierenfunktionsmittel	5	8
	Viola tricolor spag. D2	Hautregeneration	5	8
	Taraxacum spag. D2	Entzündungshemmend	5	8
	Piper methysticum spag. D2	Harmonisierend	5	10
Mineralsalz Nr. 6	Kalium sulfuricum spag. Glückselig D6	Ausscheidungsmittel	5	8

Ergänzungen

Am Knie – Hydrastis spag. D4
Auf der Kopfhaut – Vinca minor spag. D2
Auf der Hand – Granatum spag. D2
Leberschwäche – Imperatoria spag. D2
Fehlendes Selbstbewusstsein – Angelica archangelica spag. D2

Nr. 13: Herz/Kreislauf – Erhöhter Blutdruck

Nr. 13	Herz/Kreislauf	Erhöhter Blutdruck	30	50
SPAGYRO® Basismischung	Crataegus spag. D2	Herzfunktionssteigernd	5	8
	Acidum arsenicosum spag. D4	Blutdrucksenkend	5	8
	Viscum album spag. D2	Blutdrucksenkend	5	8
Mineralsalz Nr. 9	Natrium phosphoricum spag. Glückselig D6	Entspannend	5	8
Mineralsalz Nr. 5	Kalium phosphoricum spag. Glückselig D6	Stärkt den Herzmuskel	5	10
Mineralsalz Nr. 1	Calcium fluoratum spag. Glückselig D6	Blutgefäßfestigend	5	8

Ergänzungen
Stressbedingt – Piper meth. spag. D2
Schwindel – Tabacum hom. D3
Folge von Säfte-Mangel – China spag. D2
Ohrensausen – Gingko spag. D2
Überreizt – Coffea spag. D2 oder Nux vomica. spag. D4

Nr. 14: Herz/Kreislauf – Krampfadern, Venenbeschwerden

Nr. 14	Herz/Kreislauf	Krampfadern, Venenbeschwerden	30	50
SPAGYRO® Basismischung	Aesculus hippocastanum spag. Ø	Venenwandstärkend	5	8
	Aralia racemosa spag. D2	Stauungsvermindernd	5	8
	Carduus marianus spag. D2	Stauungsvermindernd	5	8
	Arnica spag. D2	Mikrozirkulationsfördernd	5	8
Mineralsalz Nr. 11	Silicea spag. Glückselig D6	Bindegewebsfestigend	5	10
Mineralsalz Nr. 1	Calcium fluoratum spag. Glückselig D6	Blutgefäßfestigend	5	8

Ergänzungen
Wundheitsschmerz – Hydrargyrum bichloratum spag. D6
Harte Stränge, matt und niedergeschlagen – Carduus marianus spag. D2
Herzschwäche – Crataegus spag. D2
Unterschenkelgeschwüre – Bolus alba spag. D3
Stauungen im Pfortadergebiet – Taraxacum spag. D2

Nr. 15: Herz/Kreislauf – Herzschwäche

Nr. 15	Herz / Kreislauf	Herzschwäche	30	50
SPAGYRO® Basismischung	Crataegus spag. D2	Herzfunktionssteigernd	5	7
	Arnica spag. D2	Entkrampfend	4	7
	Euspongia off. spag. Ø	Herzfunktionssteigernd	4	7
	Convallaria majalis spag. D3	Herztonikum	4	7
	Acidum arsenicosum spag. D4	Herzfunktionssteigernd	4	7
Mineralsalz Nr. 5	Kalium phosphoricum spag. Glückselig D6	Stärkt den Herzmuskel	3	5
Mineralsalz Nr. 9	Natrium phosphoricum spag. Glückselig D6	Entspannend	3	5
Mineralsalz Nr. 1	Calcium fluoratum spag. Glückselig D6	Blutgefäßfestigend	3	5

Ergänzungen
Stressbedingt – Piper meth. spag. D2,
schwach – Coffea spag. D2 Angst – Gelsemium spag. D4

Nr. 16: Herz/Kreislauf – Herzentzündung

Nr. 16	**Herz / Kreislauf**	**Herzentzündung**	**30**	**50**
SPAGYRO® Basismischung	Euspongia off. spag. Ø	Herzschmerzlindernd	5	7
	Melissa spag. D2	Herztonikum	4	8
	Cuprum sulf. spag. Ø	Entzündungshemmend, stauungsmindernd	4	6
	Rosmarinus officinalis spag. Ø	Herztonikum	4	6
	Echinacea spag. D2	Herztonikum	3	6
	Convallaria spag. D3	Entkrampfend, entzündungshemmend	3	6
Mineralsalz Nr. 3	Ferrum phosphoricum spag. Glückselig D6	Schmerzlindernd	3	4
Mineralsalz Nr. 5	Kalium phosphoricum spag. Glückselig D6	Stärkt den Herzmuskel	3	4
Mineralsalz Nr. 9	Natrium phosphoricum spag. Glückselig D6	Entspannend	3	4

Nr. 17: Herz/Kreislauf – Entsäuerung Herzmuskel/Gefahr von Herzinfarkt – Nachsorge

Nr. 17	Herz / Kreislauf	Entsäuerung Herzmuskel/ Gefahr von Herzinfarkt – Nachsorge	30	50
SPAGYRO® Basismischung	Convallaria majalis spag. D3	Atemnot bei geringer Anstrengung	5	7
	Digitalis spag. D4	Angst, langsamer unregelmäßiger Puls	5	7
		Herztonikum	5	7
	Piper methysticum spag. D2	Entspannung	5	8
	Euspongia off. spag. Ø	Herzentzündung	4	7
	Tartarus depurates spag. Ø	Abbau v. Ablagerungen	3	7
	Strophantus hom. D3	Herztonikum	3	7

Nr. 18: Herz/Kreislauf – Alters-Herz

Nr. 18	Herz / Kreislauf	Alters-Herz	30	50
SPAGYRO® Basismischung	Crataegus spag. D2	Herzfunktionssteigernd	10	15
	Convallaria majalis spag. D3	Herztonikum	5	10
	Arnica spag. D2	Harmonisierend	5	5
Mineralsalz Nr. 7	Magnesium phosphoricum spag. Glückselig D6	Entspannt	5	10
Mineralsalz Nr. 5	Kalium phosphoricum spag. Glückselig D6	Stärkt den Herzmuskel	5	10

Nr. 19: Herz/Kreislauf – Schlaganfall

Nr. 19	Herz / Kreislauf	Schlaganfall	30	50
SPAGYRO® Basismischung	Arnica spag. D2	Blutungsstillend	5	7
	Belladonna spag. D3	Druckmindernd	4	7
	Cuprum sulf. spag. Ø	Mikrozirkulationsfördernd	4	7
	Viscum album spag. D2	Durchblutungsfördernd	4	7
	Ginkgo spag. D2	Funktionsverbessernd	4	7
Mineralsalz Nr. 4	Kalium chloratum spag. Glückselig D6	Erhöht Fließfähigkeit des Blutes	3	5
Mineralsalz Nr. 1	Calcium fluoratum spag. Glückselig D6	Blutgefäßfestigend	3	5
Mineralsalz Nr. 7	Magnesium phosphoricum spag. Glückselig D6	Entspannend	3	5

Ergänzungen

Muskeln gehorchen nicht – Gelsemium spag. D4
Gefäßkrämpfe – Colocynthis (Citrullus) spag. D4
Schwindel – Cocculus hom. D3
Herzschwäche – Crataegus spag. D2
Angespannt, unter Druck – Piper meth. spag. D2
Anpassungsfähigkeit – Eleutherococcus spag. D2

Nr. 20: Herz/Kreislauf – Durchblutungsstörung des Gehirns

Nr. 20	Herz / Kreislauf	Durchblutungsstörungen des Gehirns	30	50
SPAGYRO® Basismischung	Viscum album spag. D2 spag. Ø	Altersmittel	6	10
	Ginkgo spag. D2	Durchblutungsfördernd	6	10
	Arnica spag. D2	Stoffwechselfördernd	6	10
	Aesculus hippocastanum spag. Ø	Durchblutungsfördernd	6	10
Mineralsalz Nr. 4	Kalium chloratum spag. Glückselig D6	Erhöht die Fließeigenschaft des Blutes	6	10

Ergänzungen

Schwindel – Cocculus hom. D3
Herzschwäche – Crataegus spag. D2
Folge von Säfte-Mangel – China spag. D2

Nr. 21: Herz/Kreislauf – Durchblutungsstörung in den Beinen

Nr. 21	Herz / Kreislauf	Durchblutungsstörungen in den Beinen	30	50
SPAGYRO® Basismischung	Aesculus hippocastanum spag. Ø	Durchblutungsfördernd	5	10
	Equisetum spag. D2	Bindegewebsfestigend	5	10
	Cuprum sulf. spag Ø	Verbesserung des Gefäßtonus	5	5
	Arnica spag.	Mikrozirkulationsfördernd	5	5
Mineralsalz Nr. 4	Rosmarinus off. spag. Ø	Anregend	5	10
	Kalium chloratum spag. Glückselig D6	Erhöht die Fließeigenschaft des Blutes	5	10

Ergänzungen

Leberzeichen – Imperotoria spag. D2
Herzschwäche – Crataegus spag. D2
Folge von Säfte-Mangel – China spag. D2
Nierenschwäche – Solidago spag. D2 oder Rosmarinus spag. Ø oder Betula alba spag. D2

Nr. 22: Herz/Kreislauf – Hämorrhoiden

Nr. 22	Herz / Kreislauf	Hämorrhoiden	30	50
SPAGYRO® Basismischung	Aesculus spag. Ø	Entzündungshemmend, stauungsmindernd	5	10
	Hydrastis spag. D4	Schleimhautabschwellend	5	10
	Carduus marianus spag. D2	Leberaktivierend	5	5
	Paeonia off. spag. Ø	Stauungsmindernd	5	5
Mineralsalz Nr. 1	Calcium fluoratum spag. Glückselig D6	Blutgefäßfestigend	5	10
Mineralsalz Nr. 11	Silicea spag. Glückselig D6	Bindegewebsfestigend	5	10

Ergänzungen

Folge von Alkoholmissbrauch – Nux vomica spag. D4
Chron. Verstopfung – Mandragora spag. D2
Jucken, Brennen – Hydrargyrum bichloratum spag. D6
Schmerzhafter Stuhlgang – Phytolacca spag. D2

Nr. 23: Nerven/Schlaf – Migräne

Nr. 23	Nerven/Schlaf	Migräne	30	50
SPAGYRO® Basismischung	Gelsemium spag. D4	Migränelindernd	5	10
	Cannabis sativa spag. D2	Schmerzlindernd	5	10
	Iris versicolor spag. D2	Migränelindernd	5	10
	Piper methysticum spag. D2	Entspannend	5	10
	Aconitum spag. D4	Harmonisierend	5	5
Mineralsalz Nr. 7	Magnesium phosphoricum spag. Glückselig D6	Entspannend	5	5

Ergänzungen

Muskel und Nervenschwäche – Dioscorea spag. D2
Blond, blauäugig – Pulsatilla D4
Folge von Säfte Mangel – China spag. D2
Mikrozirkulationsfördernd – Arnica spag. D2
Mangel an Standfestigkeit – Juniperus spag. D2
Schmerzen am Scheitel – Carduus marianus spag. D2
Schmerzen am Haupt – Cynara spag. D2

Nr. 24: Nerven/Schlaf – Kopfschmerz/Ursache Kopf

Nr. 24	Nerven / Schlaf	Kopfschmerz/Ursache Kopf	30	50
SPAGYRO® Basismischung	Gelsemium spag. D4	Schmerzstillend	6	10
	Iris versicolor spag. D2	Migränelindernd	6	20
	Belladonna spag. D3	Entspannend	6	10
	Hypericum spag. D2	Nervenregeneration	6	10
Mineralsalz Nr. 5	Kalium phosphoricum spag. Glückselig D6	Symaptikusstärkend	6	10

Ergänzungen

Schmerzen am Scheitel – Chelidonium spag. D2
Schmerzen am Haupt – Cynara spag. D2
Nach Unfällen – Arnica spag. D2
Starke Schmerzen – Canabis sativ. spag. D2

Nr. 25: Nerven/Schlaf – Depressive Verstimmung

Nr. 25	Nerven / Schlaf	Depressive Verstimmung	30	50
SPAGYRO® Basismischung	Hypericum spag. D2	Angstlindernd	5	5
	Piper methysticum spag. D2	Entspannend	5	10
	Eleutherococcus spag. D2	Adaptogene Eigenschaft	5	10
	Verbena off. spag. Ø	Aufbauend	5	5
	Humulus lupulus spag. D2	Wiederaufbau, Stärkung und Mut	5	10
Mineralsalz Nr. 5	Kalium phosphoricum spag. Glückselig D6	Stimmungsaufhellend	5	10

Ergänzungen

Bringt Licht ins dunkle der Seele – Absinthium spag. D2
Mutlos und seelisch geschwächt – Angelica archangelica spag. D2
Hormonbedingt – Agnus castus spag. D2

Nr. 26: Nerven/Schlaf – Regeneration von Nerven

Nr. 26	Nerven / Schlaf	Regeneration von Nerven	30	50
SPAGYRO® Basismischung	Piper methysticum spag. D2	Entspannend	6	10
	Eleutherococcus spag. D2	Aufbauend	6	10
	Hypericum spag. D2	Nervenregeneration	6	10
	Cannabis sativa spag. D2	Schmerzlindernd	6	10
Mineralsalz Nr. 5	Kalium phosphoricum spag. Glückselig D6	Nervenregeneration	6	10

Ergänzungen

Medikamentenmissbrauch – Nux vomica spag. D4
Verletzung – Hypericum spag. D2
Nach Unfällen – Arnica spag. D2
Folge von Alkoholmissbrauch – Nux vomica spag. D4

Nr. 27: Nerven/Schlaf – Tinnitus

Nr. 27	Nerven / Schlaf	Tinnitus	30	50
SPAGYRO® Basismischung	Ginkgo spag. D2	Ohrgeräusche lindernd	5	10
	Piper methysticum spag. D2	Entspannend	5	10
	Arnica spag. D2	Mikrozirkulationsfördernd	5	5
	Hypericum spag. D2	Ruhe und Konzentration aufs Wesentliche	5	5
Mineralsalz Nr. 5	Kalium phosphoricum spag. Glückselig D6	Beruhigt die Nerven	3	6
Mineralsalz Nr. 3	Ferrum phosphoricum spag. Glückselig D6	Beruhigt die Nerven	4	8
Mineralsalz Nr. 9	Natrium phosphoricum spag. Glückselig D6	Stoffwechselanregend	3	6

Ergänzungen

Nach Unfällen – Arnica spag. D2 und/oder Nux vomica spag. D4
Überreizt – Coffea spag. D2 oder Nux vomica spag. D4
Wechseljahre – Cimicifuga spag. D3

Nr. 28: Atmung – Heuschnupfen

Nr. 28	Atmung	Heuschnupfen	30	50
SPAGYRO® Basismischung	Propolis spag. D3	Antiallergisch	6	10
	Aralia racemosa spag. D2	Antiallergisch	6	10
	Cardiospermum spag. D2	Antiallergisch	6	10
	Cistus incanus spag. D2	Antibakteriell, antiviral	6	10
Mineralsalz Nr. 8	Natrium chloratum spag. Glückselig D6	Gefäßstabilisierend	6	10

Ergänzungen

Augenentzündung – Euphrasia spag. D2
Wundheitsgefühl – Petasites spag. D2
Trockener Husten – Aesculus spag. Ø
Sekret, dick und gelb – Hydrastis spag. D4
Sekret, dünn und scharf – Gelsemium spag. D4

Nr. 29: Atmung – Asthma

Nr. 29	Atmung	Asthma	30	50
SPAGYRO® Basismischung	Aralia racemosa spag. D2	Asthmamittel	6	10
	Echinacea spag. D2	Entzündungswidrig und abschwellend	6	10
	Belladonna spag. D3	Entzündungshemmend	6	10
	Cardiospermum spag. D2	Entzündungshemmend	6	10
Mineralsalz Nr. 6	Kalium sulfuricum spag. Glückselig D6	Verbessert Sauerstoff-versorgung	6	10

Ergänzungen

Krampfhusten – Cuprum sulf. spag. Ø
Entzündet – Cistus incanus spag. D2
Nahrungsmittelallergie – Okoubaka spag. D4

Nr. 30: Entgiftung/Entschlackung – Entgiftung

Nr. 30	Entgiftung / Entschlackung	Entgiftung	30	50
SPAGYRO® Basismischung	Piper methysticum spag. D2	psychische Widerstandskraft	5	10
	Taraxacum spag. D2	Leber- und Gallemittel	5	5
	Thuja spag. D2	Lindert Gelenkschmerzen, Husten, Erschöpfung	5	10
	Betula alba spag. D2	Nierenfunktionsmittel	5	5
Mineralsalz Nr. 9	Natrium phosphoricum spag. Glückselig D6	Stoffwechselanregend	5	10
Mineralsalz Nr. 11	Silicea spag. Glückselig D6	Bindegewebsreinigend	5	10

Ergänzungen

Nahrungsmittelallergie – Okoubaka spag. D4
Folge von Alkoholmissbrauch – Nux vomica spag. D4
Medikamentenmissbrauch – Nux vomica spag. D4
Nierenschwäche – Solidago spag. D2
Leberschutz – Imperatoria spag. D2

Nr. 31: Uro-Genital-System/Nieren/Blase – Blasenbeschwerden

Nr. 31	Uro-Genital-System / Nieren / Blase	Blasenbeschwerden	30	50
SPAGYRO® Basismischung	Solidago virg. spag. D2	Entzündungshemmend	6	10
	Equisetum spag. D2	Wassertreibend, bindegewebsfestigend	6	10
	Piper methysticum spag. D2	Entspannend	6	10
	Betula alba spag. D2	Blasestärkend	6	10
Mineralsalz Nr. 1	Calcium fluoratum spag. Glückselig D6	Bindegewebsausgleichend	6	10

Ergänzungen
Chronische Beschwerden – Hydrastis spag. D4
Bettnässen – Gelsemium spag. D4
Entzündungen – Echinacea spag. D2
Schließmuskelschwäche – Paeonia off. spag. Ø
Stessbedingt – Piper meth. spag. D2

Nr. 32: Uro-Genital-System/Nieren/Blase – Reizblase

Nr. 32	Uro-Genital-System / Nieren / Blase	Reizblase	30	50
SPAGYRO® Basismischung	Equisetum spag. D2	Bindegewebsfestigend	5	10
	Agnus castus spag. D2	Hormonhaushalt regulierend	5	10
	Piper methysticum spag. D2	Nervenstärkend	5	10
	Filipendula ulmaria spag. Ø	Nierenenergie anregend	5	10
	Echinacea spag. D2	Abwehrsteigernd	5	5
Mineralsalz Nr. 3	Ferrum phosphoricum spag. Glückselig D6	Immunsystemstärkend	5	5

Ergänzungen
Wechseljahre Hormonbedingt – Rheum rhaponticum spag. D2
Folge von Säfteverluste – China succirubra spag. D2

Nr. 33: Uro-Genital-System/Nieren/Blase – Nierenfunktionsschwäche

Nr. 33	Uro-Genital-System / Nieren / Blase	Nierenfunktionsschwäche	30	50
SPAGYRO® Basismischung	Equisetum spag. D2	Wassertreibend, bindegewebsfestigend	6	10
	Solidago virg. spag. D2	Wassertreibend	6	10
	Thuja spag. D2	Wassertreibend, entgiftend	6	10
	Piper methysticum spag. D2	Entkrampfend	6	10
Mineralsalz Nr. 2	Calcium phosphoricum spag. Glückselig D6	Nierenfunktionsstärkend	3	5
Mineralsalz Nr. 10	Natrium sulfuricum spag. Glückselig D6	Ausscheidungsfördernd	3	5

Ergänzungen

Wasserlassen erleichtert – Equisetum spag. D2
Rückenschmerzen in der Nierengegend – Dioscorea spag. D2
Nierengegend schmerzhaft – Aconitum spag. D4
Harnverhalten, emotional geschwächt – Juniperus spag. D2
Sanfte Nierenmittel – Betula spag. D2
Harndrang mit Brennen – Cannabis sativa spag. D2

Nr. 34: Uro-Genital-System/Nieren/Blase – Nierensteinleiden

Nr. 34	Uro-Genital-System / Nieren / Blase	Nierensteinleiden	30	50
SPAGYRO® Basismischung	Tartarus depurates spag. Ø	Nierenstein lösend	5	10
	Urtica spag. D2	Nieren- u. Gallenstein lösend	5	5
	Cuprum sulf. spag. D2	Gefäßerweiternd	5	5
	Colocynthis spag. D4	Nierenstein lösend	5	10
	Piper methysticum spag. D2	Entkrampfend	5	10
Mineralsalz Nr. 9	Natrium phosphoricum spag. Glückselig D6	Scheidet Säure aus	5	10
Mineralsalz Nr. 3	Ferrum phosphoricum spag. Glückselig D6	Akute Entzündung		

Ergänzungen

Kolikartige Schmerzen – Colocynthis spag. D4
Schwaches Bindegewebe – Equisetum spag. D2
Schneidender Schmerz von der Niere zur Blase – Orthosiphon stamineus spag. Ø
Starke Schmerzen – Cannabis sativa spag. D2

Nr. 35: Verdauung/Magen/Darm/Leber – Verstopfung

Nr. 35	Verdauung / Magen / Darm / Leber	Verstopfung	30	50
SPAGYRO® Basismischung	Hydrastis spag. D4	Regt Schleimsekretion an	5	10
	Bryonia spag. D2	Lindert Verstopfung mit trockenem, hartem Stuhl	5	10
	Juniperus spag. D2	Loslassen von Gefühlen/ Empfindungen	10	15
Mineralsalz Nr. 10	Natrium sulfuricum spag. Glückselig D6	Fördert die Ausscheidung	10	15

Ergänzungen

Auf Reisen – Nux vomica spag. D4
Angelernt – Juniperus spag. D2
Chronische Verstopfung – Paeonia off. spag. Ø
Blähungen – Absinthium spag. D2
Ungewohnte Umgebung – Piper meth. spag. D2

Nr. 36: Verdauung/Magen/Darm/Leber – Sodbrennen

Nr. 36	Verdauung / Magen / Darm / Leber	Sodbrennen	30	50
SPAGYRO® Basismischung	Absinthium spag. D2	Magen-/darmberuhigend	6	10
	Nux vomica spag. D4	Spagyrisches Mittelbild	6	10
	Angelica archangelica spag. D2	Verdauungsfördernd	6	10
	Piper methysticum spag. D2	Harmonisierend	6	10
Mineralsalz Nr. 8	Natrium chloratum spag. Glückselig D6	Reguliert die Säureproduktion im Körper	6	10

Ergänzungen

Übersäuerung – Carum carvi spag. D2
Alkoholabusus – Nux vomica spag. D4
Blähungen – Imperatoria spag. D2

Nr. 37: Verdauung/Magen/Darm/Leber – Reizdarm

Nr. 37	Verdauung / Magen / Darm / Leber	Reizdarm	30	50
SPAGYRO® Basismischung	Piper methysticum spag. D2	Harmonisierend	5	10
	Chamomilla spag. D2	Wundheilmittel	5	8
	Nux vomica spag. D4	Spagyrisches Mittelbild	5	8
	Hydrastis spag. D4	Entzündungshemmend	5	8
	Mandragora spag. D2	Entkrampfend	5	8
Mineralsalz Nr. 3	Ferrum phosphoricum spag. Glückselig D6	Entzündungshemmend	5	8

Ergänzungen

Reaktion auf Kränkung – Staphisagria hom. D3
Schmerz bei jeder Erschütterung – Juniperus spag. D2
Folge von Ärger – Bryonia spag. D2
Nahrungsmittelunverträglichkeit – Okoubaka spag. D4

Nr. 38: Verdauung/Magen/Darm/Leber – Ulcus duodeni

Nr. 38	Verdauung / Magen / Darm / Leber	Ulcus duodeni	30	50
SPAGYRO® Basismischung	Carum carvi spag. D2	Verdauungsfördernd	5	10
	Artemisia annua spag. D2	Verdauungsfördernd	5	5
	Hydrargyrum bichloratum spag. D6	Wundheilmittel	5	10
	Filipendula ulmaria spag. Ø	Wundheilungsfördernd	5	5
	Chamomilla spag. D2	Mikrozirkulationsfördernd	5	10
Mineralsalz Nr. 3	Ferrum phosphoricum spag. Glückselig D6	Entzündungshemmend	5	10

Ergänzungen

Angespannt – Melissa spag. Ø; Piper meth. spag. D2

Nr. 39: Verdauung/Magen/Darm/Leber – Verdauungsbeschwerden

Nr. 39	Verdauung / Magen / Darm / Leber	Verdauungsbeschwerden	30	50
SPAGYRO® Basismischung	Mandragora spag. D2	Entkrampfend, blähungshemmend	6	10
	Chamomilla spag. D2	Entkrampfend	6	10
	China spag. D2	Völlegefühl, Blähungen	6	10
	Absinthium spag. D2	Magen-/darmberuhigend	6	10
Mineralsalz Nr. 10	Natrium sulfuricum spag. Glückselig D6	Verdauungsfördernd	6	10

Ergänzungen

Bauchkoliken – Colocynthis spag. D4

Beschwerden durch Wurmbefall – Marum verum spag. D4

Schleimhautschutz – Hydrastis spag. D4

Unsicher, gereizt – Angelica archanglica spag. D2

Nr. 40: Kopf/Mund und Zähne – Parodontose

Nr. 40	Kopf / Mund und Zähne	Parodontose	30	50
SPAGYRO® Basismischung	Equisetum spag. D2	Bindegewebsfestigend	6	10
	Hydrastis spag. D4	Schleimhautabschwellend	6	10
	Filipendula ulmaria spag. Ø	Knochen- u. Knochenhautverletzungen	6	10
	Nux vomica spag. D4	Zahnfestigend	6	10
Mineralsalz Nr. 2	Calcium phosphoricum spag. Glückselig D6	Aufbau des Zahnbeins	6	10
Mineralsalz Nr. 11	Silicea spag. Glückselig D6	Verbessert die Zahnsubstanz		

Ergänzungen

Wundheilungsfördernd – Echinacea spag. D2

Mundgeruch – Arnica spag. D2

Nr. 41: Kopf/Mund und Zähne – Zähneknirschen

Nr. 41	Kopf / Mund und Zähne	Zähneknirschen	30	50
SPAGYRO® Basismischung	Piper methysticum spag. D2	Entkrampfend	6	10
	Phytolacca spag. D2	Entspannend	6	10
	Juniperus spag. D2	Loslassen von Gefühlen/ Empfindungen	6	10
	Verbena off. spag. Ø	Zur Lösung von Verbitterung, Öffnen für positive Gedanken	6	10
Mineralsalz Nr. 5	Kalium phosphoricum spag. Glückselig D6	Nervliche Überbelastung	3	5
Mineralsalz Nr. 2	Calcium phosphoricum spag. Glückselig D6	Versorgungsmittel der Nerven	3	5

Ergänzungen

Hier können alle „Emotionsmittel" individuell eingesetzt werden

Nr. 42: Endokrinologie – Dysmenorrhoe

Nr. 42	Endokrinologie	Dysmenorrhoe	30	50
SPAGYRO® Basismischung	Agnus castus spag. D2	Hormonausgleichend	6	10
	Humulus lupulus spag. D2	Hormonausgleichend	6	10
	Rheum rhaponticum spag. D2	Hormonausgleichend	6	10
	Juniperus spag. D2	Loslassen von Gefühlen/ Empfindungen	6	10
Mineralsalz Nr. 9	Natrium phosphoricum spag. Glückselig D6	Entkrampfend	6	10

Ergänzungen

Menstruation schmerzhaft – Cimicifuga spag. D3

Bauchschmerzen – Dioscorea spag. D2

Nr. 43: Endokrinologie – Schilddrüsenunterfunktion

Nr. 43	Endokrinologie	Schilddrüsenunterfunktion	30	50
SPAGYRO® Basismischung	Euspongia off. spag. Ø	Hormonausgleichend	13	22
	Coffea spag. D2	Ausgleichend	5	7
	Crataegus spag. D2	Herzfunktionssteigernd	4	7
	Rosmarinus off. spag. Ø	Anregend und belebend	4	7
	Fucus hom. D3	Hormonausgleichend	4	7

Ergänzungen

Gedächtnisschwäche – Ginkgo spag. D2

Depressive Grundstimmung – Hypericum spag. D2

Nr. 44: Endokrinologie – Schilddrüsenüberfunktion

Nr. 44	Endokrinologie	Schilddrüsenüberfunktion	30	50
SPAGYRO® Basismischung	Artemisia annua spag. D2	Schilddrüsensteuerung	6	10
	Euspongia off. spag. Ø	Ausgleichend	6	10
	China spag. D2	Ausgleichend	6	10
	Mandragora spag. D2	Schilddrüsensteuerung	6	10
	Ferrum jodatum hom. D12	Einschleusend	3	5
	Humulus lupulus spag. D2	Hormonausgleichend	3	5

Ergänzungen

Herzschwäche – Crataegus spag. D2

Durchblutungsstörungen – Arnica spag. D2

Nervosität – Nux vomica spag. D4

Nr. 45: Endokrinologie – Wechseljahrbeschwerden

Nr. 45	Endokrinologie	Wechseljahrbeschwerden	30	50
SPAGYRO® Basismischung	Cimicifuga spag. D3	Reguliert den Hormonhaushalt	8	13
	Rheum rhaponticum spag. D2	Reguliert den Hormonhaushalt	5	9
	Hypericum spag. D2	Entspannend	2	4
	Piper methysticum spag. D2	Entspannend	5	8
	Salvia officinalis spag. D2	Schweißhemmend	5	10
	Granatum spag. D2	Unterstützt das Abnehmen	5	10

Ergänzungen

Schlafstörungen – Humulus lupulus spag. D2
Starkes Schwitzen – Ca phos. spag. Glückselig D6
Angespannt – Juniperus spag. D2
Schweiß, kalt – Imperatoria spag. D2
Muskuläre Probleme – Dioscorea spag. D2

Nr. 46: Endokrinologie – Diabetes, unterstützend

Nr. 46	Endokrinologie	Diabetes, unterstützend	30	50
SPAGYRO® Basismischung	Artemisia annua spag. D2	Blutzuckerwert senkend	7	10
	Cynara spag. D2	Leber- und Gallemittel	5	8
	Solidago virg. spag. D2	Nierenenergie anregend	2	5
	Taraxacum spag. D2	Verbessert Leberfunktion	2	5
	Iris versicolor spag. D2	Blutzuckerwert senkend	4	7
Mineralsalz Nr. 6	Kalium sulfuricum spag. Glückselig D6	chron. Krankheiten	2	3
Mineralsalz Nr. 7	Magnesium phosphoricum spag. Glückselig D6	Drüsenmittel	2	3
Mineralsalz Nr. 9	Natrium phosphoricum spag. Glückselig D6	Regulierung des Zuckerabbaus	2	3
Mineralsalz Nr. 10	Natrium sulfuricum spag. Glückselig D6	Diabetes unterstützend	2	3
Mineralsalz Nr. 11	Silicea spag. Glückselig D6	Lösen von Säuren	2	3

Ergänzungen

Angespannt u. unter Druck – Chelidonium spag. D2
Zu viel, zu schnell – Nux vomica spag. D4

Nr. 47: Besonderheiten – Mental fit im Alter

Nr. 47	Besonderheiten	Mental fit im Alter	30	50
SPAGYRO® Basismischung	Crataegus spag. D2	Herzkraftsteigernd	6	10
	Eleutherococcus spag. D2	Adaptogene Wirkung	6	10
	Yohimbe spag. D2	Mindert vorzeitige Alterserscheinungen	6	10
	Ginkgo spag. D2	Verbessert Hirnstoffwechsel	6	10
Mineralsalz Nr. 5	Kalium phosphoricum spag. Glückselig D6	Regenerationsmittel	6	10

Nr. 48: Besonderheiten – Anti-Aging für die Frau

Nr. 48	Besonderheiten	Anti-Aging für die Frau	30	50
SPAGYRO® Basismischung	Granatum spag. D2	Frauenmittel	5	10
	Stellaria media spag. Ø	Löst Säuren auf	5	8
	Yohimbe spag. D2	Mindert vorzeitige Alterserscheinungen	5	8
	Equisetum spag. D2	Bindegewebsfestigend	5	8
	Dioscorea spag. D2	Fördert die Durchblutung	5	8
Mineralsalz Nr. 11	Silicea spag. Glückselig D6	Anti-Aging Mittel der Schüßlersalze	5	8

Nr. 49: Besonderheiten – Aphrodisiakum für Männer

Nr. 49	Besonderheiten	Aphrodisiakum für Männer	30	50
SPAGYRO® Basismischung	Agnus castus spag. D2	Sexuelle Leistungssteigerung	3	5
	Gingko spag. D2	Sexuelle Leistungssteigerung im Alter	3	5
	Mandragora spag. D2	Potenzsteigernd bei ursächlichen Depressionen	3	5
	Crataegus spag. D2	Herzkraftsteigernd	3	5
	Yohimbe spag. D2	Potenzstärkend	5	8
	Piper methysticum spag. D2	Entspannend, Wirkung auf Leber	4	7
Mineralsalz Nr. 1	Calcium fluoratum spag. Glückselig D6	Anpassungsschwierigkeit	3	5
Mineralsalz Nr. 5	Kalium phosphoricum spag. Glückselig D6	Nervenmittel	3	5
Mineralsalz Nr. 7	Magnesium phosphoricum spag. Glückselig D6	leichte Erregbarkeit	3	5

Nr. 50: Besonderheiten – Fit und Schlank

Nr. 50	Besonderheiten	Fit und Schlank	30	50
SPAGYRO® Basismischung	Granatum spag. D2	Unterstützt das Abnehmen	3	5
	Piper methysticum spag. D2	Harmonisierend	3	5
	Solidago virg. spag. D2	Nierenfunktionsmittel	3	5
	Cynara spag. D2	Leber- und Gallemittel	3	5
	Myrtillus hom. D3	Blutzuckerwert senkend	3	5
	Helianthus hom. D2	Unterstützt das Abnehmen	3	5
	Madar hom. D2	Unterstützt das Abnehmen	2	5
	Fucus hom. D3	Unterstützt das Abnehmen	2	5
Mineralsalz Nr. 4	Kalium chloratum spag. Glückselig D6	Übergewicht	2	3
Mineralsalz Nr. 8	Natrium chloratum spag. Glückselig D6	Heißhunger	2	2
Mineralsalz Nr. 9	Natrium phosphoricum spag. Glückselig D6	Erhöhte Blutfettwerte	2	3
Mineralsalz Nr. 10	Natrium sulfuricum spag. Glückselig D6	Entschlackung	2	2

Nr. 51: Besonderheiten – Frühjahrskur

Nr. 51	Besonderheiten	Frühjahrskur	30	50
SPAGYRO® Basismischung	Coffea spag. D2	Antriebssteigernd	4	7
	Equisetum spag. D2	Bindegewebsentschlackend	4	7
	Taraxacum spag. D2	Leberaktivierend	4	7
	Betula alba spag. D2	Lösen und ausscheiden	3	7
	Granatum spag. D2	Unterstützt das Abnehmen	3	7
Mineralsalz Nr. 3	Ferrum phosphoricum spag. Glückselig D6	Verbesserung des Eisenstoffwechsels	3	4
Mineralsalz Nr. 4	Kalium chloratum spag. Glückselig D6	Drüsenbetriebsstoff	3	4
Mineralsalz Nr. 9	Natrium phosphoricum spag. Glückselig D6	Erhöhte Blutfettwerte	3	4
Mineralsalz Nr. 11	Silicea spag. Glückselig D6	Bindegewebsstärkung	3	3

Nr. 52: Besonderheiten – Männergrippe

Nr. 52	Besonderheiten	Männergrippe	30	50
SPAGYRO® Basismischung	Hydrargyrum bichloratum spag. D6	Schleimhautaktivierung, Mandelentzündung	2	4
	Artemisia annua D2	Antiviral, antibakteriel	4	6
	Piper methysticum spag. D2	Beruhigend und schlaffördernd	3	5
	Yohimbe spag. D2	Stärkung der Lebenskraft	2	5
	Propolis spag. D3	Antibakteriell, antiviral	2	5
	Acidum arsenicosum spag. D4	Aufbauend, Leistungsschwäche	3	5
	Absinthium spag. D2	Bringt Licht ins Dunkle der Seele	3	8
	Tropaeolum majus spag. D2	Antibakteriell	2	2
	Drosera spag. D2	Sprechen in Liebe, Reizhusten	2	2
	Eupatorium spag. D2	Zerschlagenheitsgefühl	2	2
	Vincetoxicum spag. D2	Virenausleitend	3	4
Mineralsalz Nr. 3	Ferrum phosphoricum spag. Glückselig D6	Erste Hilfe-Mittel, Entzündungshemmend	2	2

Nr. 53: Besonderheiten – Mund-frisch

Nr. 53	Besonderheiten	Mund-frisch	30	50
SPAGYRO® Basismischung	Viola tricolor spag. D2	Regenerationsmittel	5	9
	Arnica spag. D2	Regeneration und Kräftigung	3	5
	Hydrastis spag. D4	Schleimlösend, reizmildernd	3	5
	Salvia officinalis spag. D2	Entzündungshemmend	5	9
	Absinthium spag. D2	Mundgeruch	5	9
	Rosmarinus spag. Ø	Mundgeruch- und schmerzlindernd	5	9
Mineralsalz Nr. 5	Kalium phosphoricum spag. Glückselig D6	Übelriechende Ausscheidungen	4	4

Nr. 54: Besonderheiten – Wetterfühligkeit

Nr. 54	Besonderheiten	Wetterfühligkeit	30	50
SPAGYRO® Basismischung	Eleutherococcus spag. D2	Adaptogene Eigenschaft	12	11
	Angelica archangelica spag. D2	Gibt innere Stärke	6	8
	Gingko spag. D2	Durchblutungsfördernd	6	8
	Acidum arsenicosum spag. D4	Ausgleichend	6	8
Mineralsalz Nr. 1	Calcium fluoratum spag. Glückselig D6	Anpassungsschutz	3	5
Mineralsalz Nr. 2	Calcium phosphoricum spag. Glückselig D6	Wetterfühligkeit	2	5
Mineralsalz Nr. 8	Natrium chloratum spag. Glückselig D6	Flexibilität	2	5

Nr. 55: Besonderheiten – Schockmittel

Nr. 55	Besonderheiten	Schockmittel	30	50
SPAGYRO® Basismischung	Aconitum spag. D4	Schock und Angst	6	10
	Euphrasia spag. D2	Öffnet die Augen, erleichtert das Anschauen des Problems	6	10
	Solidago virg. spag. D2	Leitet alles aus	6	10
	Piper methysticum spag. D2	Entspannend	6	10
Mineralsalz Nr. 5	Kalium phosphoricum spag. Glückselig D6	Nervenstärkend	3	5
Mineralsalz Nr. 12	Calcium sulfuricum spag. Glückselig D6	Abgrenzung nach Außen	3	5

Nr. 56: Besonderheiten – Reisekrankheit

Nr. 56	Besonderheiten	Reisekrankheit	30	50
SPAGYRO® Basismischung	Cocculus hom. D3	Schwindelmittel	8	12
	Tabacum hom. D3	Vegetativer Ausgleich	7	12
	Piper methysticum spag. D2	Entspannend	7	10
Mineralsalz Nr. 2	Calcium phosphoricum spag. Glückselig D6	Innere Stabilität	2	4
Mineralsalz Nr. 3	Ferrum phosphoricum spag. Glückselig D6	Nervenstärkung	2	4
Mineralsalz Nr. 7	Magnesium phosphoricum spag. Glückselig D6	Entspannend, entkrampfend	2	4
Mineralsalz Nr. 8	Natrium chloratum spag. Glückselig D6	Flexibilität	2	4

Nr. 57: Besonderheiten – Haarausfall

Nr. 57	Besonderheiten	Haarausfall	30	50
SPAGYRO® Basismischung	Agnus castus spag. D2	Hormonhaushalt regulierend	6	9
	Arnica spag. D2	Stoffwechselfördernd	6	7
	Urtica urens spag. D2	Entsäuernd	3	7
	Rosmarinus off. spag. Ø	Durchblutungsfördernd	6	8
	Equisetum spag. D2	Durchblutung und Stabilität	3	6
Mineralsalz Nr. 3	Ferrum phosphoricum spag. Glückselig D6	Energiegewinnung der Zellen	2	4
Mineralsalz Nr. 9	Natrium phosphoricum spag. Glückselig D6	Säure-Basen-Regulation	2	4
Mineralsalz Nr. 11	Silicea spag. Glückselig D6	Baustein der Haare und Nägel	2	4

Nr. 58: Besonderheiten – Aufgeht´s – Weitermachen

Nr. 58	Besonderheiten	Aufgeht´s – Weitermachen	30	50
SPAGYRO® Basismischung	Angelica archangelica spag. D2	Schutz und Stärkung der Ich-Kraft	12	20
	Juniperus spag. D2	Loslassen	6	10
	Coffea spag. D2	Anregend	3	5
	Euphrasia spag. D2	Öffnet die Augen, erleichtert das Anschauen des Problems	3	5
	Rosmarinus off. spag. Ø	Durchsetzungkraft	3	5
Mineralsalz Nr. 5	Kalium phosphoricum spag. Glückselig D6	Nervenstärkend	3	5

Nr. 59: Besonderheiten – Flugangst

Nr. 59	Besonderheiten	Flugangst	30	50
SPAGYRO® Basismischung	Piper methysticum spag. D2	Entkrampfend	5	7
	Gelsemium spag. D4	Angstlindernd	5	7
	Juniperus spag. D2	Loslassen von Gefühlen/ Empfindungen	5	7
	Cocculus hom. D3	Reizmildernd	4	7
	Angelica archangelica spag. D2	Schutz und Stärkung der Ich-Kraft	5	7
Mineralsalz Nr. 1	Calcium fluoratum spag. Glückselig D6	Abgrenzung	2	5
Mineralsalz Nr. 2	Calcium phosphoricum spag. Glückselig D6	Innere Stabilität	2	5
Mineralsalz Nr. 5	Kalium phosphoricum spag. Glückselig D6	Nervenstärkend	2	5

Nr. 60: Besonderheiten – Rauchfrei-Mischung

Nr. 60	Besonderheiten	Rauchfrei Mischung	30	50
SPAGYRO® Basismischung	Juniperus spag. D2	Loslassen von der Sucht	3	5
	Cannabis sat. spag D2	Suchtbewältigung	3	5
	Nux vomica spag. D4	Gedankenflut hemmend, entspannend	3	5
	Piper methysticum spag. D2	Entspannend	6	10
	Okoubaka spag. D4	Entgiftend	3	5
	Solidago virg. spag. D2	Nierenfunktionsmittel	3	5
	Tabacum hom. D200	hom. Tabakbestandteil	3	5
	Robinia pseudacacia hom. D3	hom. Tabakbestandteil	3	5
	Lobelia inflata hom. D30	hom. Tabakbestandteil	3	5

Nr. 61: Besonderheiten – Schnarchfrei-Mischung

Nr. 61	Besonderheiten	Schnarchfrei-Spray	30	50
SPAGYRO® Basismischung	Cuprum sulf. spag. Ø	Gefäßerweiternd	5	9
	Aralia racemosa spag. D2	Abschwellend	5	9
	Salvia officinalis spag. D2	Entspannend	5	8
	Mandragora spag. D2	Entspannend, Wirkung auf Leber	5	8
	Coffea spag. D2	Anregend und belebend	5	8
	Imperatoria spag. D2	Regt das Qi der Leber an	5	8

Ergänzungen

Krampflösend, auswurffördernd – Allium cepa spag. D2

Nr. 62: Besonderheiten – Angstfrei zum Zahnarzt

Nr. 62	Besonderheiten	Angstfrei zum Zahnarzt	30	50
SPAGYRO® Basismischung	Chamomilla spag. D2	Angstlindernd	6	10
	Piper methysticum spag. D2	Entspannend	6	10
	Melissa spag. D2	Beruhigend	6	10
	Gelsemium spag. D4	Angstlindernd	6	10
	Angelica archangelica spag. D2	Verleiht Selbstsicherheit	3	5
	Rosmarinus off. spag. Ø	Wiederaufbau, Stärkung und Mut	3	5

Nr. 63: Besonderheiten – Bleibt`s Gsund-Mischung

Nr. 63	Besonderheiten	Bleibt´s Gsund-Mischung	30	50
SPAGYRO® Basismischung	Piper methysticum spag. D2	Harmonisierend	12	18
	Eleutherococcus spag. D2	Adaptogene Wirkung	8	12
	Artemisia annua spag. D2	Antiviral, Antibakteriel	4	8
	Cistus incanus spag. D2	Antiviral	2	4
	Angelica archangelica spag. D2	Selbstwertsteigernd	2	4
	Eupatorium spag. D2	Erschlagenheitsgefühl	2	4

Nr. 64: Besonderheiten – Oktoberfest-Nachsorge

Nr. 64	Besonderheiten	Oktoberfest-Nachsorge	30	50
SPAGYRO® Basismischung	Nux vomica spag. D4	Von Allen zu viel	5	10
	Imperatoria spag. D2	Leberschutzwirkung	5	8
	Okoubaka spag. D4	Übelkeit	9	10
	Urginea maritima spag. D4	Übelkeit	5	8
Mineralsalz Nr. 2	Calcium phosphoricum spag. Glückselig D6	Regenerationsmittel	4	7
Mineralsalz Nr. 7	Magnesium phosphoricum spag. Glückselig D6	Katermittel	4	7

Nr. 65: Besonderheiten – Licht im Winter

Nr. 65	Besonderheiten	Licht im Winter	30	50
SPAGYRO® Basismischung	Angelica archangelica spag. D2	Schutz und Stärkung der Ich-Kraft	3	6
	Eleutherococcus spag. D2	Adaptogene Eigenschaft	3	4
	Hypericum spag. D2	Anregung der Lebensenergie	4	4
	Absinthium spag. D2	Licht im Dunkeln	5	6
	Piper methysticum spag. D2	Harmonisierend	3	6
	Ginkgo spag. D2	Anregung des Gehirnstoff-wechsel	3	4
Mineralsalz Nr. 3	Ferrum phosphoricum spag. Glückselig D6	Stärkung von Lebenskraft und -Willen	2	4
Mineralsalz Nr. 5	Kalium phosphoricum spag. Glückselig D6	Nervenstärkend	2	4
Mineralsalz Nr. 6	Kalium sulfuricum spag. Glückselig D6	Negative Grundhaltung	2	4
Mineralsalz Nr. 8	Natrium chloratum spag. Glückselig D6	Unter Druck stehend	2	4
Mineralsalz Nr. 10	Natrium sulfuricum spag. Glückselig D6	Ja zum Leben	2	4

Nr. 66: Besonderheiten – Elixier des Lebens

Nr. 66	Besonderheiten	Elixier des Lebens	30	50
SPAGYRO® Basismischung	Absinthium spag. D2	Licht ins Dunkel	2	4
	Angelica archangelica spag. D2	Schutz und Stärkung der Ich-Kraft	2	4
	Arnica spag. D2	Mikrozirkulationsfördernd	2	4
	Artemisia annua spag. D2	Aniviral, antibakteriel	2	4
	Chelidonium spag. D2	Drüsenmittel, übergeordnet	2	4
	China spag. D2	Folge von Säfteverluste	2	3
	Coffea spag. D2	Reizregulation	2	3
	Crategus spag. D2	Herztonikum	2	3
	Eleutherococcus spag. D2	Adaptogene Eigenschaft	2	3
	Equisetum spag. D2	Bindegewebsfestigung	2	3
	Imperatoria spag. D2	Qi der Leber	2	3
	Juniperus spag. D2	Loslassen von Gefühlen	2	3
	Nux vomica spag. D4	Entgiftend	2	3
	Piper methysticum spag. D2	Harmonisierend	2	3
	Thuja spag. D2	Schutz, Lymphfluss	2	3

Dieses Spray wurde zum Ausgleich auf allen Ebenen der 12 Haupt-Meridiane entwickelt.

Nr. 67: Emotionen – Angst mit Herzstichen

Nr. 67	Emotionen	Angst mit Herzstichen	30	50
SPAGYRO® Basismischung	Piper methysticum spag. D2	Harmonisierend	15	26
	Digitalis purpurea spag. D4	Angst mit Herzstiche	5	8
	Aconitum spag. D4	Beruhigend	5	8
	Crataegus spag. D2	Herzmittel	5	8

Ergänzungen

Nervosität – Coffea spag. D2

Angstzustände – Gelsemium spag. D4

Atemnot mit geringer Anstrengung, Stauungen – Convallaria spag. D2

Atemnot mit Angst, Erstickungsanfälle, große Erschöpfung – Digitalis purpurea spag. D4

Herzschwäche – Crataegus spag. D2

Nr. 68: Emotionen – für schwierige Gespräche

Nr. 68	Emotionen	für schwierige Gespräche	30	50
SPAGYRO® Basismischung	Drosera spag. D2	Sprechen in Liebe, damit man tiefe Ängste äußern kann	6	10
	Rosmarinus officinalis spag. Ø	Aktiv bleiben	6	10
	Angelica archangelica spag. D2	Selbstwertgefühl	6	10
	Piper methysticum spag. D2	Entspannend	6	10
	Betula alba spag. D2	Zum „Lösen und Ausscheiden" von seelischem Ballast	6	10

Ergänzungen

Sich leer fühlen – Vinca minor spag. D2

Zum Loslassen – Juniperus spag. D2

Nr. 69: Emotionen – Loslass-Mischung

Nr. 69	Emotionen	Loslass-Mischung	30	50
SPAGYRO® Basismischung	Piper methysticum spag. D2	Harmonisierend	15	26
	Eleutherococcus spag. D2	Adaptogene Eigenschaft	10	16
	Juniperus spag. D2	Loslassen von Gefühlen/ Empfindungen	5	8

Nr. 70: Emotionen – Durchsetzungsfreude

Nr. 70	Emotionen	Durchsetzungsfreude	30	50
SPAGYRO® Basismischung	Piper methysticum spag. D2	Harmonisierend	15	26
	Eleutherococcus spag. D2	Adaptogene Eigenschaft	10	16
	Rosmarinus off. spag. Ø	Stärkt die Ich-Kräfte, den Willen und die Durchsetzungsfreude	5	8

Nr. 71: Emotionen – Trennungsmischung

Nr. 71	Emotionen	Trennungsmischung	30	50
SPAGYRO® Basismischung	Piper methysticum spag. D2	Harmonisierend	12	20
	Eleutherococcus spag. D2	Adaptogene Wirkung	6	10
	Rosmarinus off. spag. Ø	Durchsetzungsfreude	6	10
	Juniperus spag. D2	Loslassen von Gefühlen/ Empfindungen	6	10

Ergänzungen
Emotionale Stiche Verarbeiten – Staphisagria hom. D12

Nr. 72: Emotionen – Nervliche Überlastung

Nr. 72	Emotionen	Nervliche Überlastung	30	50
SPAGYRO® Basismischung	Piper methysticum spag. D2	Beruhigend	8	13
	Angelica archangelica spag. D2	Schutz und Stärkung der Ich-Kraft	7	12
	Avena sativa spag. D2	Vegetativer Ausgleich	8	12
	Coffea spag. D2	Überreizt, Gefühl das Tages-pensum wird nicht geschafft	8	13

Nr. 73: Emotionen – Burnout-Syndrom

Nr. 73	Emotionen	Burnout-Syndrom	30	50
SPAGYRO® Basismischung	Piper methysticum spag. D2	Regenerationsmittel	6	8
	Hypericum spag. D2	Stärkt die Nervenmittel	3	6
	Juniperus spag. D2	Loslassen von Gefühlen/ Empfindungen	3	8
	Angelica archangelica spag. D2	Hilft Selbstachtung zu erlagen und sich selbst zu akzeptieren	5	8
	Melissa spag. D2	Entspannend, bei innerer Unruhe	5	7
	Euphrasia spag. D2	Öffnet die Augen, erleichtert das Anschauen des Problems	3	6
	Coffea spag. D2	Überreizt, Gefühl das Tages-pensum wird nicht geschafft	5	7

Nr. 74: Infektionskrankheiten – Aphten

Nr. 74	Infektionskrankheiten	Aphten	30	50
SPAGYRO® Basismischung	Melissa spag. D2	Entzündungshemmend	6	7
	Propolis spag. D3	Antibakteriell, antiviral	6	7
	Artemisia annua spag. D2	Antiviral, Hautschutz	6	7
	Cistus incanus spag. D2	Antiviral	6	7
	Chamomilla spag. D2	Wundheilungsmittel	6	7

Nr. 75: Infektionskrankheiten – Anti-Infekt

Nr. 75	Infektionskrankheiten	Anti-Infekt	30	50
SPAGYRO® Basismischung	Cistus incanus spag. D2	Antibakteriell, antiviral	5	9
	Echinacea spag. D2	Abwehrsteigernd	5	8
	Vincetoxicum spag. D2	Virenausleitend	5	8
	Propolis spag. D2	Antibakteriell	5	8
	Artemisia annua spag. D2	Antibakteriell, antiviral	5	9
	Tropaeolum majus spag. D2	Antibakteriell	5	8

Ergänzungen
Selbstzweifel – Angelica archangelica spag. D2
Überdreht – Piper methysticum spag. D2
Erschöpft, lustlos – Rosmarinus off. spag. Ø
Fieber– Nr. 3 Ferrum phosphoricum spag. Glück. D6
Fieber mit Schweißbildung –Belladonna spag. D3

Nr. 76: Infektionskrankheiten – Epstein-Barr-Virus

Nr. 76	Infektionskrankheiten	Epstein-Barr-Virus	30	50
SPAGYRO® Basismischung	Artemisia annua spag. D2		5	10
	Rhus tox. spag. D4	Akutmittel, Bewegung verbessert	5	8
	Cistus incanus spag. D2	Antiviral	5	8
	Propolis spag. D3	Antiviral, antibakteriel	5	8
	Vincetoxicum spag. D2	Virentoxinausleitend	5	8
	Melissa spag. D2	Antibakteriell, antiviral	5	8

Ergänzungen
Nervliche Überlastung – Piper methysticum spag. D2
Klimakterium – Rheum rhapontikum spag. D2
Überdreht – Nux vomica spag. D4
Falsche Ernährung – Okoubaka spag. D4
starke Entzündungen – Cardiospermum spag. D2

Nr. 77: Infektionskrankheiten – Erkältung/Grippe

Nr. 77	Infektionskrankheiten	Erkältung/Grippe	30	50
SPAGYRO® Basismischung	Aconitum spag. D4	Akute Schmerzen lindernd	7	10
	Artemisia annua spag D2	Antiviral, Apoptose	5	8
	Cistus incanus spag. D2	Antibakteriell, antiviral	4	7
	Crataegus spag. D2	Herzmuskel schützend	3	6
	Eupatorium spag. D2	Zerschlagenheitsgefühl	3	6
	Gelsemium spag. D4	Grippemittel, angstlindernd	4	7
	Tropaeolum majus spag. D2	Antibakteriell	4	6

Nr. 78: Infektionskrankheiten – Fieber

Nr. 78	Infektionskrankheiten	Fieber	30	50
SPAGYRO® Basismischung	Aconitum spag. D4	Akutmittel	9	15
	Belladonna spag. D3	Fieber	9	15
	Tropaeolum majus spag. D2	Antibiotische Wirkung	6	10
	Cistus incanus spag. D2	Antibakteriell, antiviral	6	10

Nr. 79: Infektionskrankheiten – Herpes

Nr. 79	Infektionskrankheiten	Herpes	30	50
SPAGYRO® Basismischung	Artemisia annua spag. D2	Hautschutz, antiviral	6	10
	Piper methysticum spag. D2	Harmonisierend	6	10
	Propolis spag. D3	Entzündungshemmend	6	10
	Melissa spag. D2	Antiviral	6	10
	Vincetoxicum spag. D2	Virenausleitend	6	10

Ergänzungen
Jucken – Rhus toxicodendrum spag. D4
Berührungsempfindlich – Echinacea spag. D2
Angstzustände – Gelsemium spag. D4

Nr. 80: Stoffwechsel – Ausleitung Borreliose

Nr. 80	Stoffwechsel	Ausleitung Borreliose	30	50
SPAGYRO® Basismischung	Dipsacus silvestris spag. D2	Borreliose-Mittel	6	10
	Bolus alba spag. D3	Toxinausscheidung	3	5
	Cistus incanus spag. D2	Antibakteriell, antiviral	3	5
	Melissa spag. D2	System stärkend	3	5
	Imperatoria spag. D2	Qi der Leber, wirkt auf Leber, Galle, Milz und Pankreas	3	5
	Raphanus sativus spag. Ø	Erregerausleitend, Gallenmittel	3	5
	Artemisia annua spag. D2	Entzündungshemmend, Apoptose (programmierter Zelltod)	6	10
	Vincetoxicum spag. D2	Toxinausscheidung	3	5

Ergänzungen
Alte Krankheit wurde nicht richtig ausgeheilt – Thuja spag. D2
Schmerzen beim Gehen, Phyto-Cortison-Wirkung – Cardiospermum spag. D2
Nahrungsmittelunverträglichkeit – Okoubaka spag. D4
Bestes Schmerzmittel für chronische Beschwerden – Cannabis sativa spag. D2

Nr. 81: Stoffwechsel – Leberglück

Nr. 81	Stoffwechsel	Leberglück	30	50
SPAGYRO® Basismischung	Absinthium spag. D2	Magen- und Lebermittel, Gelbsucht	3	5
	Bolus alba spag. D3	Abbau von Ablagerungen	3	5
	Carduus marianus spag. D2	Leber- und Gallestärkung	3	5
	Carum carvi spag. D2	Entspannend, reizmildernd	3	5
	Chelidonium spag. D2	Leber- und Gallemittel	6	10
	Imperatoria spag. D2	Qi der Leber, wirkt auf Leber, Galle, Milz und Pankreas	6	10
	Piper methysticum spag. D2	Steuerung des vegetativen Nervensystems	3	5
	Taraxacum spag. D2	Leber- u. nierenfunktionsan- regend	3	5

Nr. 82: Zellrecycling – Basis

Entgiften sie ihren Körper mit der **spagyrische Zell-Recycling Kur**
Diese Kur besteht aus drei Sprays und dauert 56 Tage:

- **Spagyro-Basis-Spray** (Individuelle Befähigung der Organe)
- **Spagyro-Reinigungs-Phase** (Innerer zellulärer Abtransport)
- **Spagyro-Aufbau-Phase** (Unterstützung der Organe für die Selektion / Wiederverwendung oder Abtransport)

Diese Kur bekommen sie in ihrer Spagyro-Apotheke

Nr. 82	Zellrecycling	Basis	30	50
SPAGYRO® Basismischung	Piper methysticum spag. D2	Harmonisierend	3	5
	Angelica archangelica spag. D2	Stärkt das Selbstvertrauen	3	5
	Thuja spag. D2	Abschirmend	3	5
	Okoubaka spag. D4	Verdauungsfördernd	3	5
	Absinthium spag. D2	Bringt Licht ins Dunkle der Seele	3	5
	Arnica spag. D2	Aufbauend	3	5
	Coffea spag. D2	Harmonisierend	3	5
	Mandragora spag. D2	Nervenstärkend	3	5
	Juniperus spag. D2	Loslassen	3	5
	China spag. D2	Regulierung des Flüssigkeitshaushalts	3	5

Spagyro-Basis-Spray

Dieses Basis-Mittel begleitet sie durch die ganze Kur, es dient der persönlichen Stabilität und kann von ihrer Spagyro-Apotheke auch noch individuell angepasst werden.
Nehmen sie 5-mal zwei Sprühstöße täglich.

Nr. 83: Zellrecycling – Aufbau

Nr. 83	Zellrecycling	Aufbau	30	50
SPAGYRO® Basismischung	Arnica spag. D2	Mikrozirkulationsfördernd	3	5
	Absinthium spag. D2	Verdauungsfördernd	3	5
	Equisetum spag. D2	Bindegewebsfestigend	3	5
	Chelidonium spag. Ø	Leber- und Gallestörungen	3	5
	Crataegus spag. D2	Herzkraftstärkend	3	5
	Eleutherococcus spag. D2	Adaptogene Wirkung	3	5
	Echinacea spag. D2	Immunkompetenz	3	5
	Hypericum spag. D2	Nervenstärkend	3	5
	Chelidonium spag. D2	Leberaktivierend	3	5
	Rosmarinus officinalis spag. Ø	Nierenstärkend, nervenstärkend	3	5
	Urginea marítima spag. D4	Milzaktivierung	3	5

Spagyro-Aufbau-Phase

(Unterstützung der Organe für die Selektion / Wiederverwendung oder Abtransport) nehmen Sie dies Mittel wie im oben abgebildeten Einnahmenplan ein.

Geben Sie jeweils fünf Sprühstöße oder 20 Tropfen auf einen Liter Wasser täglich, und trinken Sie das über den Tag verteilt aus. So ist die Wirkung am effektivsten. Diese Mischung dient den Organen zur Stabilität und Reorganisation. Die Mischungen Nr. 83 und Nr. 84 werden im wöchentlichen Wechsel eingenommen!

Nr. 84: Zellrecyccling – Reinigung

Nr. 84	Zellrecycling	Reinigung	30	50
SPAGYRO® Basismischung	Okoubaka spag. D4	Nahrungsmittel-Unverträglichkeit	3	5
	Bolus alba spag. D3	Schleimhaut reinigend	3	5
	Tartarus depurates spag. Ø	Auflösung fester Ablagerungen	3	5
	Betula alba spag. D2	Sanftes Nierenmittel	3	5
	Solidago virg. spag. D2	Ausleitend	3	5
	Imperatoria spag. D2	Leberfunktionsfördernd	3	5
	Taraxacum spag. D2	Leber- und Gallemittel	3	5
	Tropaeolum majus spag. D2	Antibiotische Wirkung	3	5
	Cistus incanus spag. D2	Antiviral	3	5
	Propolis spag. D3	Antibakteriell	3	5

Spagyro-Reinigungs-Phase
(Innerer zellulärer Abtransport)
Geben Sie jeweils fünf Sprühstöße oder 20 Tropfen auf einen Liter Wasser täglich und trinken Sie das über den Tag verteilt aus. So ist die Wirkung am effektivsten.
(Am besten eignet sich ein kohlensäurearmes Wasser.
Diese Mischung bewirkt, dass Umweltgifte, toxische Belastungen durch Unterstützung der Ausscheidungsorgane besser aus dem Körper abtransportiert werden können.
Diese Organ-Regeneration unterstützt: Leber, Galle, Niere und Lymphe und benötigt Zeit und eine regelmäßige Einnahme. Die Mischungen Nr. 83 und Nr. 84 werden im wöchentlichen Wechsel eingenommen!

Nr. 85: Spabione – Ü-50-Mischung

Nr. 85	Spabione	Ü-50-Mischung	30	50
SPAGYRO® Basismischung	Crateagus spag. D2	Herzkraftstärkend	3	5
	Angelica archangelica spag. D2	Stärkt das Selbstvertrauen, verdauungsfördernd	3	5
	Eleutheroccoucus spag. D2	Adaptogene Wirkung	3	5
	Gingko spag. D2	Fördert den Gehirnstoffwechsel	3	5
	Equisetum spag. D2	Bindegewebsstärkend	3	5
	Imperatoria spag. D2	Förder das Qi der Leber	3	5
	Arnica spag. D2	Mirkozirkulationsfördernd	3	5
	Yohimbe spag. D2	Mindert vorzeitige Alterserscheinungen	3	5
	Calcium phosphoricum spag. Glückselig D6	Sympathikotonie und reizbare Schwäche; neurohormonelle Schwankungen auf skrofulöser Grundlage; Aufbau- und Kräftigungsmittel	1	2
	Kalium phosphoricum spag. Glückselig D6	Energetikum bei nervöser Erschöpfung; Wechsel von Erregung und Erschöpfung; sexuelle Neurasthenie; dynamische und adynamische Fieberzustände; Resistenzschwäche	2	2
	Ferrum phosphoricum spag. Glückselig D6	Akute Katarrhe der Ausscheidungsorgane; Anregung der Zottenpumpe zur Verbesserung der Absorption und Ausscheidungsvorgänge; akute Harnwegskatarrhe; aktiviert die Zellatmung	1	2
	Natrium chloratum spag. Glückselig D6	Verbessert die nährende Qualität der Lymphe und den Lymphfluss; beseitigt wässrige Stauungen	1	2
	Natrium sulfuricum spag. Glückselig D6	Hilft die gebunden Stoffe auszuscheiden	1	2

Nr. 86: Spabione – Ü-70-Mischung

Nr. 86	Spabione	Ü-70-Mischung	30	50
SPAGYRO® Basismischung	Paeonia off. spag. Ø	Schließmuskelschwäche	3	4
	Arnica spag. D2	Gibt Kraft, Standhaftigkeit, Mikrozirkulation	3	4
	Betula spag. D2	Sanftes Nierenmittel	3	4
	China spag. D2	Folge von Säfteverluste	2	4
	Crateagus spag. D2	Herzkraftstärkend	2	4
	Digitalis spag. D4	Atemnot und Angst bei verlangsamtem oder unregelmäßigem vollen Puls	2	4
	Gingko spag. D2	Fördert den Gehirnstoffwechsel	2	4
	Piper methysticum spag. D2	Entspannung	2	4
	Nux vomica spag. D4	Leberstoffwechselanregende	2	4
	Viscum album spag. D2	senkt den Blutdruck, stärkt den Herzmuskel	2	4
	Calcium phosphoricum spag. Glückselig D6	Sympathikotonie und reizbare Schwäche; neurohormonelle Schwankungen auf skrofulöser Grundlage; Aufbau- und Kräftigungsmittel	1	2
	Ferrum phosphoricum spag. Glückselig D6	Akute Katarrhe der Ausscheidungsorgane; Anregung der Zottenpumpe zur Verbesserung der Absorption und Ausscheidungsvorgänge; akute Harnwegskatarrhe; aktiviert die Zellatmung	1	2
	Kalium phosphoricum spag. Glückselig D6	Energetikum bei nervöser Erschöpfung; Wechsel von Erregung und Erschöpfung; sexuelle Neurasthenie; dynamische und adynamische Fieberzustände; Resistenzschwäche	1	2
	Magnesium phosphoricum spag. Glückselig D6	Hilft der Muskelzelle seine Arbeit zu verrichten	1	2
	Natrium chloratum spag. Glückselig D6	Verbessert die nährende Qualität der Lymphe und den Lymphfluss; beseitigt wässrige Stauungen	1	2

Spagyrische Globuli nicht nur für Kinder

Da spagyrische Essenzen laut Homöopathischem Arzneibuch einen Alkoholgehalt von 21 % enthalten, schließt dies manche Personen von der Anwendung aus. Der Alkoholgehalt einer Einzeldosis, wie ich sie im Regelfall von 3 Sprühstößen empfehle, entspricht zwar nur der Alkoholmenge von 1,5 ml Apfelsaft, das heißt der Alkoholgehalt ist zu vernachlässigen, aber dennoch erschien es mir sinnvoll, Testungen mit spagyrischen Globuli zu unternehmen. Hier habe ich Ihnen einige praxisrelevante Mischungen zusammengestellt.

Besonders für Kinder und auf Reisen haben sich spag. Globuli bestens bewährt. Einfache Einnahme und Dosierung. Keine Probleme bei der Mitnahme im Flugzeug.

Hier nun einige bewährte Beispiele für eine sanfte Therapie:

All Kin-29-G: Allergie und Hautwohl

Aralia racemosa spag. D2.	aa.ad.
Cardiospermum spag. D2	
Cistus incanus spag. D2	
Petasites spag. D2	
Propolis spag. D3	
Viola tricolor spag. D2	

Für alle allergischen Probleme wie Heuschnupfen, Sonnenallergie, allerg. Hautreaktionen.
Dosierung: akut 5-mal stdl. 1–2 Globuli chronisch 3-mal täglich 1–2 Globuli.

Ant Inf-01-G: Anti-Infekt

Cistus incanus spag. D2	aa.ad.
Echinacea spag. D2	
Okoubaka spag. D4	
Propolis spag. D3	
Tropaeolum majus spag. D2	
Vincetoxicum spag. D2	

Bei allen beginnenden Infekten wie: Grippaler Infekt, Husten, Schnupfen etc.
Dosierung: akut 5-mal stdl. 1–2 Globuli chronisch 3-mal täglich 1–2 Globuli.

Bau Kin-28-G: Bauchwohl

Carum carvi spag. D2	aa.ad.
Chamomilla spag. D3	
Mandragora spag. D2	
Angelica archangelica spag. D2	

Für alle Bauchschmerzen, Blähungen, Bauchkrämpfe, Magen-Darmstörungen.
Dosierung: akut 5-mal stdl. 1–2 Globuli chronisch 3-mal täglich 1–2 Globuli.

Bla Kin-26-G: Blasenstark

Belladonna spag. D3	aa.ad.
Echinacea spag. D2	
Equisetum spag. D2	
Piper methysticum spag. D2.	
Solidago virg. spag. D2	

Blasenbeschwerden jedlicher Art, von der Blasenschwäche über Bettnässen und Blasenentzündung melden Eltern hier gute Erfolge.
Dosierung: akut 5-mal stdl. 1–2 Globuli chronisch 3-mal täglich 1–2 Globuli.

Reise Kin-34-G – Reisekrankheit

Cocculus hom. D7	aa.ad.
Coffea spag. D2	
Piper methysticum spag. D2	
Gelsemium spag. D3	

Ein wichtiger Begleiter auf allen Reisen für Groß und Klein und auch sehr gut bewährt bei Haustieren; Schwindel
Dosierung: akut 5-mal stdl. 1–2 Globuli chronisch 3-mal täglich 1–2 Globuli.

Prüf Kin-23-G: Prüfungsangst

Piper methysticum spag. D2	aa.ad.
Angelica archangelica spag. D2	
Gelsemium spag. D3	
Ginkgo spag. D2	
Hypericum perforatum spag. D2	
Melissa spag. D2	

Prüfungsangst, Reizüberflutung, zu hohe Anforderung von Außen, oder die wir uns selbst stellen, lassen uns unsere Leistung nicht richtig abrufen, lösen Stress, Unkonzentriertheit etc. aus. Gibt Mut und Zuversicht!
Dosierung: akut 5-mal stdl. 1–2 Globuli chronisch 3-mal täglich 1–2 Globuli.

Her Inf -17-G: Herpes

Melissa officinalis spag. D2	aa.ad.
Piper methysticum spag. D2	
Propolis spag. D3	
Rhus toxicodendron spag. D4	
Vincetoxicum spag. D2	
Cistus incanus spag. D2	

Herpes, Gürtelrose und Hand-Mund-Fußkrankheit (Bläschen an diesen betroffenen Hautpartien) Auch zur Prophylaxe einzunehmen bei immer wieder kehrenden Infektionen.
Dosierung: akut 5-mal stdl. 1–2 Globuli chronisch 3-mal täglich 1–2 Globuli.

Stich-Kin 31-G: Insektenstich

Belladonna spag. D3	aa.ad.
Propolis spag. D3	
Rhus toxicodendron spag. D4	
Cardiospermum spag. D2	
Cistus spag. D2	

Anfälligen Kindern, die immer heftig reagieren und die ausgesprochen die Insekten anziehen, Für alle Stichverletzungen z.B. sind auch Spritzen davon getroffen.
Dosierung: akut 5-mal stdl. 1–2 Globuli chronisch 3-mal täglich 1–2 Globuli.

Schal Ner-17-G: Ein- und Durchschlafen

Avena sativa spag. D2	aa.ad.
Humulus lupulus spag. D2	
Melissa officinalis spag. D2	
Coffea spag. D2	
Gelsemium spag. D3	
Piper methysticum spag. D2	
Angelica archangelica spag. D2	

Diese Globuli fördern das Ein- und Durchschlafen. Stress, Unruhe, Überdrehtheit, Angst vor dem Schlafen.
Dosierung: akut 5-mal stdl. 1–2 Globuli chronisch 3-mal täglich 1–2 Globuli.

Kopf Kin-32-G: Kopfschmerzen

Belladonna spag. D3	aa.ad.
Iris spag. D2	
Gelsemium spag. D4	
Petasites spag. D2	

Für alle Arten von Kopfschmerzen und Migräne
Dosierung: akut 5-mal stdl. 1–2 Globuli chronisch 3-mal täglich 1–2 Globuli.

Ohr Kin-27-G: Ohrenschmerzen

Belladonna spag. D3	aa.ad.
Chamomilla spag. D3	
Phytolacca spag. D2	
Propolis spag. D3	
Tropaeolum spag. D2	
Nr. 3 Ferrum phosphoricum spag. Glückselig D6	

Ein Erste-Hilfe-Mittel das hervorragende Dienste bei allen Ohrenschmerzen leistet! Halsschmerzen, Fieber und Tinnitus.
Dosierung: akut 5-mal stdl. 1–2 Globuli chronisch 3-mal täglich 1–2 Globuli.

Hus Atm-07-G: Husten

Propolis spag. D3	aa.ad.
Arnica spag. D3	
Aconitum napellus spag. D2	
Drosera spag. D2	
Vincetoxicum spag. D2	
Salvia officinalis spag. D3	
Colocynthis spag. D4	

Alle Arten von Husten, Bronchialhusten, Reizhusten, Krupphusten.
Dosierung: akut 5-mal stdl. 1–2 Globuli chronisch 3-mal täglich 1–2 Globuli.

Schn Atm-11-G: Schnupfen

Allium cepa spag. D2	aa.ad.
Nux vomica spag. D2	
Propolis spag. D3	
Vincetoxicum spag. D2	
Hydrargyrum bichloratum spag. D6	
Hydrastis spag. D4	

Verstopfte Nase und Fließschnupfen, Schleimhautentzündungen.
Dosierung: akut 5-mal stdl. 1–2 Globuli chronisch 3-mal täglich 1–2 Globuli.

Zah Kin-20-G: Zahnungsglobuli

Propolis spag. D3	aa.ad.
Salvia officinalis spag. D2	
Chamomilla spag. D3	
Echinacea spag. D2	
Paeonia off. spag. D3	

Viele Mütter schwören auf diese Globuli bei Ihren zahnenden Kindern!
Dosierung: akut 5-mal stdl. 1–2 Globuli chronisch 3-mal täglich 1–2 Globuli.

Imp Kin-09-G: Impfen

Arnica spag. D2	aa.ad.
Echinacea spag. D2	
Bolus alba spag. D3	
Thuja occidentalis spag. D2	
Vincetoxicum spag. D2	
Hypericum spag. D2	

Bitte lassen Sie Ihre Kinder nur impfen, wenn Sie wirklich gesund sind, kein Schnupfen, Husten oder etc. Diese Mischung fördert die Verträglichkeit der Impfung!
Dosierung: eine Woche vor der Impfung 5-mal täglich 1–2 Globuli, bis zwei Wochen nach der Impfung 5-mal täglich 1–2 Globuli.

Übel Kin-36: Übelkeit / Erbrechen

Chamomilla spag. D2
China spag. D2
Dioscorea spag. D2
Madragora spag. D2
Nux vomica spag D2
Cocculus hom. D7

Unwohlsein, Übelkeit und Erbrechen sind oftmals Reaktionen auf Nahrungsunverträglichkeiten. Auch Stress und Ängste können dazu führen. Auch bei Schwangerschaftsübelkeit gut einsetzbar.
Dosierung: akut 5-mal stdl. 1–2 Globuli, chronisch 3-mal täglich 1–2 Globuli.

Diese spagyrischen Globuli können Sie über jede Apotheke beziehen. Die meisten Spagyro-Apotheken haben die Globuli aktiv im Verkauf.

Anhang

Quellenangaben

THEOPHRASTUS PARACELSUS von Hohenheim; Dr. Franz Hartmann, Bücher der Schatzkammer Pflanzenheilkunde, G. W. Surya, Johannes Baum Verlag, Pfullingen in Württ. 1920

Paracelsus – richtig gesehen, eine historische-kritische Studie, G. W. Surya, Verlag von Karl Rohm, Lorch 1938

Taschen-Rezeptierbuch für Spagyriker Chem.-Pharmazeutische Fabrik Müller Göppingen/ Staufen-Pharma 1938

Spagyrische Hauszeitschriften Chem.-Pharmazeutische Fabrik Müller Göppingen/Staufen-Pharma 1930 – 1960

Dr. med. Zimpel`s SPAGYRISCHES HEILVERFAHREN Chem.-Pharmazeutische Fabrik Müller Göppingen/ Staufen-Pharma 1952

Spagyrische Arzneimittellehre Chem.-Pharmazeutische Fabrik Müller Göppingen/Staufen-Pharma 1953

Das Handbuch der modernen Pflanzenheilkunde. Ulrich Jürgen Heinz, Hermann Bauer-Verlag 1984

HERMES TRISMEGISTOS, Erkenntnis der Natur und des darin sich offenbarenden großen Gottes, edition akasha 1997

Schulung HEIDAK 1998, Hp H.J. Fritzschi, Traugot Steger, Heidak Schweiz

Paracelsusmedizin, Olaf Rippe, Magret Madejsky, Max Amann, Patricia Ochsner, Christian Rätsch, AT-Verlag 2001

Biochemie nach Dr. Schüßler, Müller-Frahling / Kasperzik, Deutscher Apotheker Verlag 2011

QUANTENPHILOSOPHIE und Spiritualität, Der Schlüssel zu den Geheimnissen des menschlichen Seins, Ulrich Warnke, Scorpio-Verlag 2011

QUATENPHILOSOPHIE und Interwelt, Der Zugang zur verborgenen Essenz des menschlichen Wesens, Ulrich Warnke, Scorpio-Verlag 2013

Emotionsmittel, Hp G. Bauer, Institut für angewandte Naturheilkunde München 2020

Spagyrische Globuli, Hp G. Bauer, Institut für angewandte Naturheilkunde München 2020

Spagyrische Arzneimittelbilder nach Zimpel, Hp G. Bauer, Institut für angewandte Naturheilkunde München 2013

Mineralstoffe des Lebens, Hp G. Bauer, Institut für angewandte Naturheilkunde München 2020

Phönix Laboratorium GmbH - Kompendium 1995 und 2017

Heilende Metalle, Rezepte und Therapie im Geiste des Paracelsus – Olaf Rippe, AT-Verlag 2020

Bilder

Seite 35 – © Floydine – Fotolia.com
Seite 72 – © Topjabot – Wikimedia Commons
Seite 78 – © Emőke Dénes – Wikimedia Commons
Seite 84 – © mineralbalance
Seite 85 – © James Steakley – Wikimedia Commons
Seite 94 – © Helge Klaus Rieder – Wikimedia Commons
Seite 96 – © Gerhard51 – Wikimedia Commons
Seite 98 – © Illumina Chemie
Seite 112 – © EugeneZelenko – Wikimedia Commons
Seite 119 – © Printemps – Fotolia.com
Seite 135 – © lily – Fotolia.com

Hydragyrum – mineralbalance
Plumbum aceticum – Illumina Chemie

Alle weiteren verwendeten Bilder stammen von Heilpraktikerin Alexandra Herzog, Apothekerin Heike Fabry ehemals Dubben, Archiv Staufen-Pharma, Heilpraktiker Gerald Bauer und Phönix Laboratorium GmbH

Webseiten

Spagyro-System – www.spagyro.de
Institut für angewandte Naturheilkunde München – www.ian-muenchen.de
Phönix Laboratorium – www.phoenix-lab.de
Natura naturans – www.natura-naturans.de

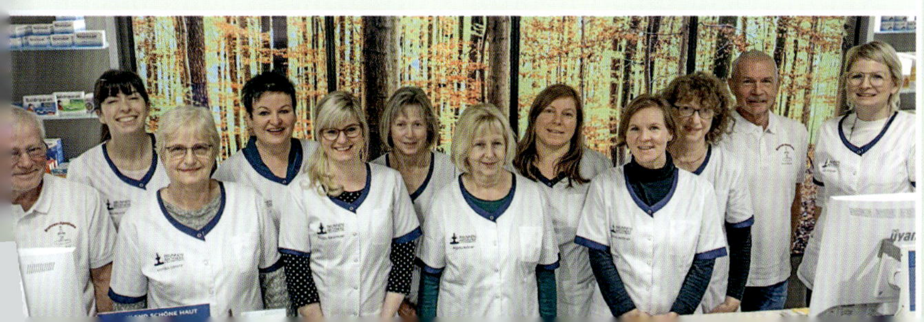

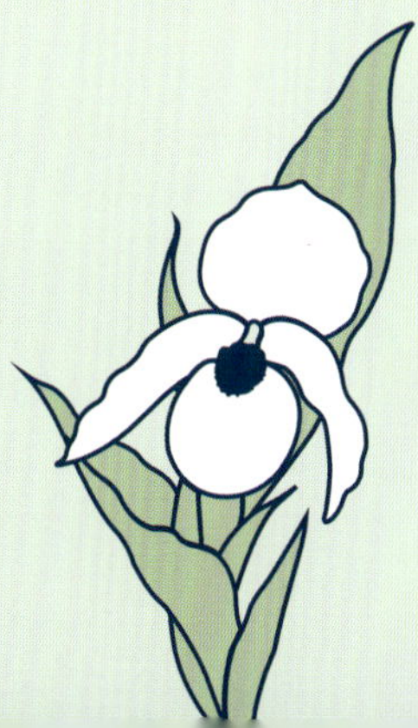